JN191572

手術医療の感染対策がわかる本

浜松医療センター 副院長
兼 感染症内科長 兼 衛生管理室長
矢野邦夫 著

すべての業務を
まるごと
コーディネート!

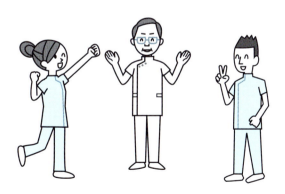

ヴァン メディカル

はじめに

この数年間にCDCやWHOをはじめ、米国外科学会、米国医療疫学学会などが次々と手術部位感染ガイドラインを公開しました。これらはエビデンスに基づいた優れたガイドラインなのですが、勧告部分が多少異なっており、臨床現場に混乱を与えることがありました。しかし、ガイドラインを比較しながら内容を読み込んでゆくと、今後の周術期の感染対策の方向性が理解できると思います。

手術に関連した感染を減らすためには様々な対応が必要です。周術期のみの対応では不十分です。場所・対象・期間を幅広く捉え、手術に関係するすべての医療業務（手術室、集中治療室、外科病棟など）における感染対策を総合的に実施することが重要です。しかし、それらすべてにエビデンスが必ずあるかというと、そうではありません。「エビデンスのない感染対策」や「エビデンスがあっても、その質が低い感染対策」があります。エビデンスがなければ、「思い付きのような感染対策」を実施してよいかというと、そうではありません。直接的なエビデンスがなくても、周辺のエビデンスを組み合わせてゆき、最適な感染対策を実施することは可能なのです。

本書においては、周術期管理より広い業務範囲をカバーした内容を解説しました。すなわち、「手術医療の業務全般に対する感染対策トータルコーディネート」のための書籍と考えていただければと思います。

最後に、このような企画を提示していただいた㈱ヴァン メディカルの山路唯巴氏に心から感謝の意を表します。また、浜松医療センターにおいて、手術医療を担当している手術室、集中治療室、外科病棟のスタッフに深謝の意を表します。

2018年11月吉日
浜松医療センター　矢野邦夫

Contents

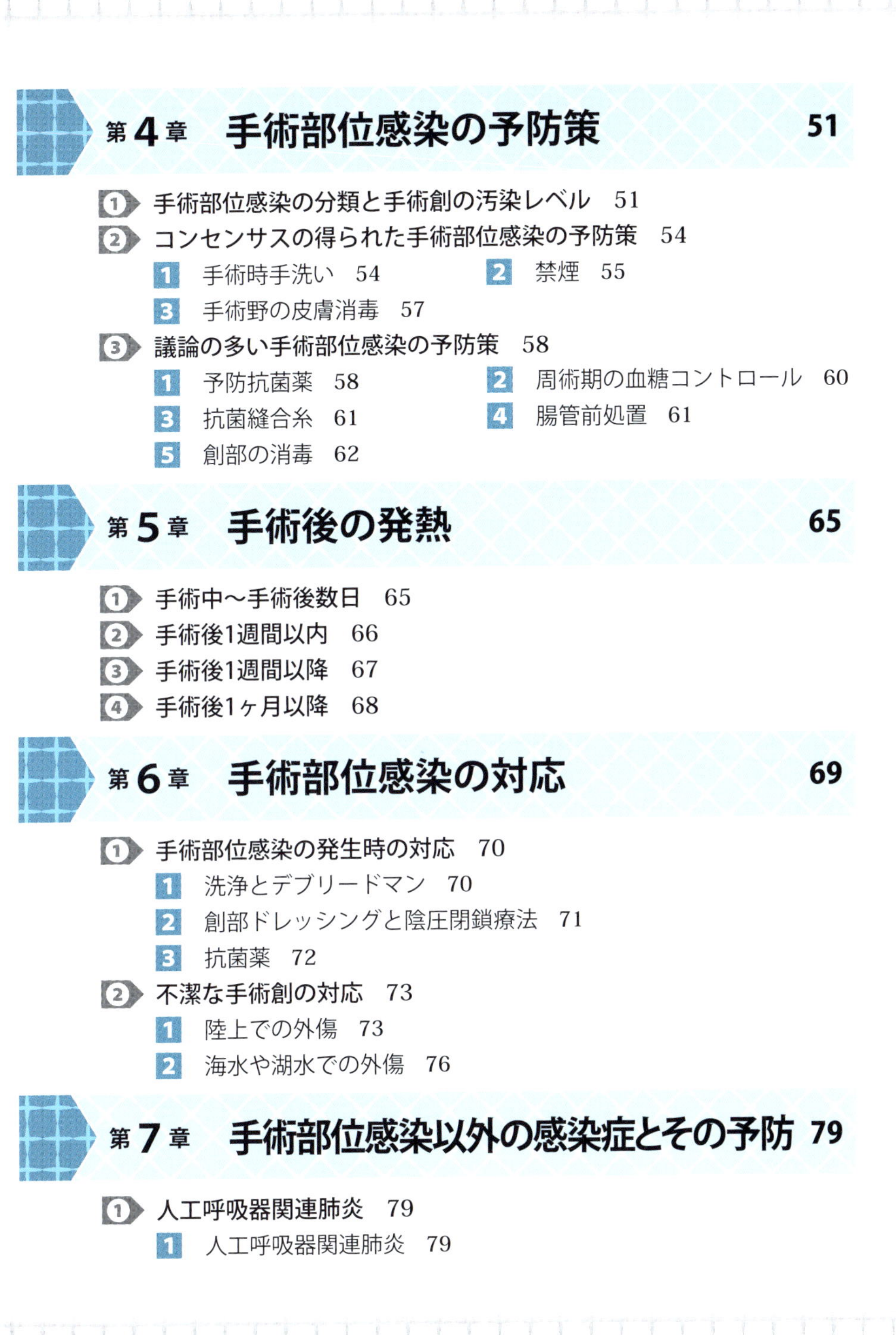

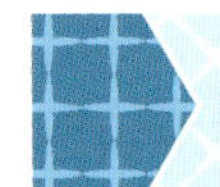

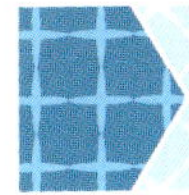

第9章　ワクチン　117

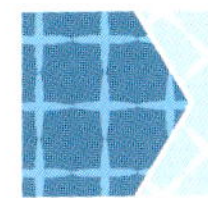

第10章　血液・体液曝露対策　125

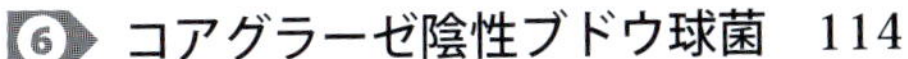

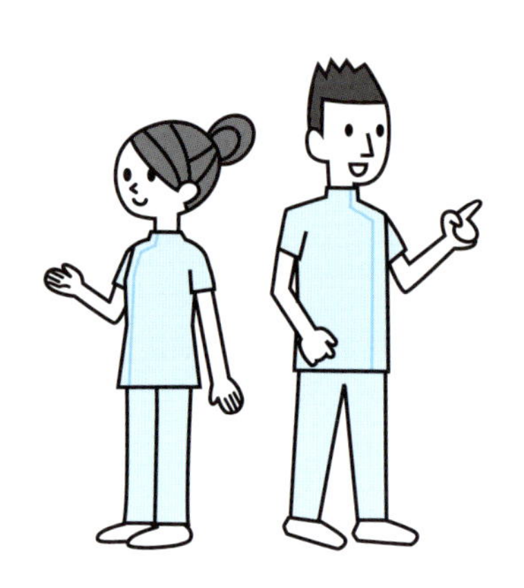

第1章

環境整備

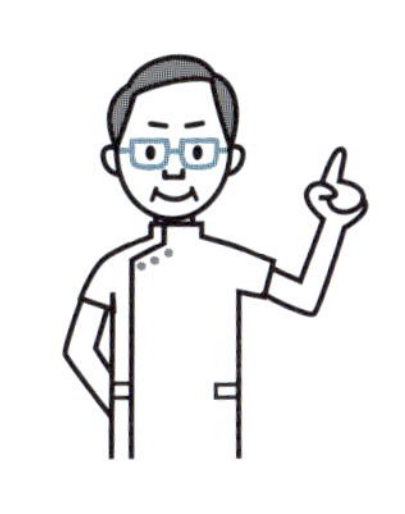

手術してからの患者の移動は全身状態にもよりますが、通常は「手術室⇒外科病棟」もしくは「手術室⇒集中治療室⇒外科病棟」の流れとなります。例えば、腹腔鏡下胆嚢摘出術の患者であれば、手術を終えれば外科病棟に移動します。心臓手術の患者の場合には、バイタルが安定するまで手術後は集中治療室で管理され、その後、外科病棟に移動します。手術室、集中治療室、外科病棟の環境整備を考える上で、それらの特徴を理解することは極めて重要であり、さもなければ、過剰もしくは不足した対応をすることになります。

手術が始まると、患者は無菌組織を外部に露出することになりますが、自分で移動することはありません。手術室での滞在時間は数時間であり、短時間です。集中治療室では、患者が廊下やトイレなどに自力で移動することはほとんどないのですが、医療従事者の手指が頻繁に患者に触れています。無菌組織は露出していませんが、滞在期間が手術室と比べて長く、数日間となります。外科病棟では、医療従事者が患者に触れる頻度は集中治療室よりも少なくなりますが、患者は自力でトイレなどに移動することができるようになり、周囲環境

表1　手術室、集中治療室、外科病棟の特徴

	滞在期間	患者の環境表面への自発的な接触	医療従事者の患者への接触
手術室	数時間	−	＋＋ （無菌組織）
集中治療室	数日間	± （患者周囲環境のみ）	＋＋＋
外科病棟	数日間～数週間	＋＋＋	＋

に触れる機会や範囲が格段に増えます。外科病棟での滞在期間は数日間から数週間となります（表1）。これらの特徴を考慮して環境対策を実施することになります。

Point

手術室、集中治療室、外科病棟にはそれぞれ特徴があり、環境の感染対策は異なる。

① 手術室の環境整備

1 環境清掃

壁や床などに付着している微生物が、自力で移動して手術部位に到達することはありません。特に、床が手術部位感染（SSI：Surgical Site Infection）の感染源になることはないのです。手術室では天井から床に向かって空気が流れています。そのような状況で、床に付着している微生物が重力および空気流に逆らって空気中に浮かび上がり、手術部位まで到達することはないのです。

Point

壁や床は手術部位感染の感染源とはならない。

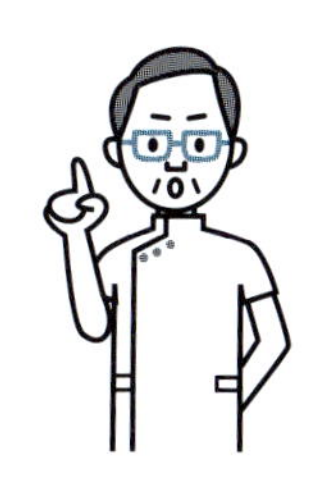

それでは、手術室の環境は汚れていても構わないのか、というとそうではありません。日常的な清掃は必要です。ゴミ屋敷でよいということはありません。血液が飛散して、床や壁に付着したときには、血液を拭い去ってから、500ppm（0.05%）の次亜塩素酸ナトリウム溶液にて消毒します。大量の血液の場合には5,000ppm（0.5%）を用います[1)]。このような対応は手術室が特別ということではなく、すべての病棟や外来などで行われていることです。手術室の壁や床に付着している血液媒介病原体［B型肝炎ウイルス（HBV：Hepatitis B Virus）、C型肝炎ウイルス（HCV：Hepatitis C Virus）、ヒト免疫不全ウイルス（HIV：Human Immunodeficiency Virus）など］が手術中の患者に伝播することはありませんが、病院感染対策の対応の一つとして、血液に汚染された環境表面の次亜塩素酸ナトリウム溶液による消毒は必要なのです。

Point

環境表面に付着した血液は拭い去ってから、次亜塩素酸ナトリウム溶液にて消毒する。

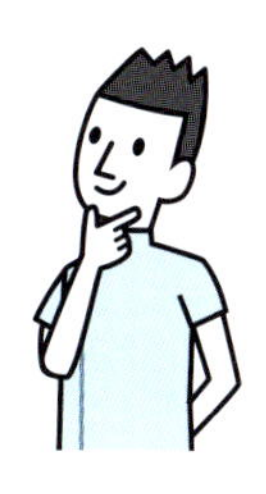

Column 次亜塩素酸ナトリウム溶液の濃度

血液が床などに大量に零れたときには5,000ppm、少量の血液の場合は500ppm の次亜塩素酸ナトリウム溶液で表面を消毒します。クロイツフェルト・ヤーコプ病の患者の中枢神経系組織や脳脊髄液で汚染された環境表面については、20,000ppm 以上の濃度で1～2時間表面を濡らすことが推奨されています[1)]。ノロウイルス対策での環境消毒薬としては1,000～5,000ppm の次亜塩素酸ナトリウム溶液が推奨されています[2)]。クロストリディオイデス・ディフィシル（*Clostridioides difficile*）については、1,000～5,000ppm の範囲内においては、高い塩素濃度の方が低い濃度よりも殺芽胞性があります。しかし、金属表面に対する腐食性、臭いに関する苦情、過敏性といった不利益とのバランスを考慮しなければなりません。少なくとも1,000ppm の塩素濃度が必要ですが、理想的には5,000ppm が望ましいといえます[3)]。アウトブレイクの発生時は5,000ppm の次亜塩素酸ナトリウム溶液を用います[4)]。

ときどき、「ppm ではなく、%（パーセント）で表現してほしい」といわれることがあります。ppm（ピーピーエム）は「Parts Per Million」の略です。すなわち、100万分の1という意味です。一方、%（パーセント）は「ppc（Parts Per Cent)」のことで、100分の1を意味します。したがって、ppm の値を1万で割ると % になります。5,000ppm の次亜塩素酸ナトリウム溶液は0.5% の濃度ということです。

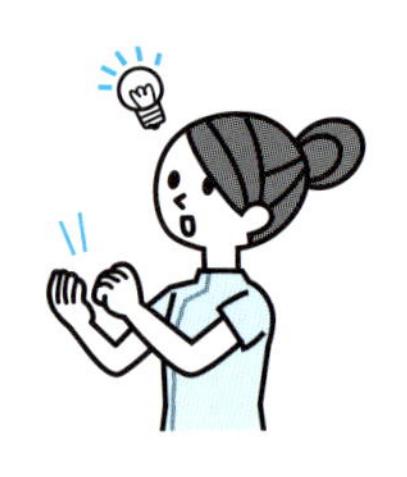

それでは「血液媒介病原体に感染している患者」や「交通事故や穿孔などで創部が汚染している患者」の手術を終えたら、その手術室では特殊な環境消毒が必要でしょうか？　それとも、そのような患者は1日の最後に手術すべきなのでしょうか？　そのようなことはありません。

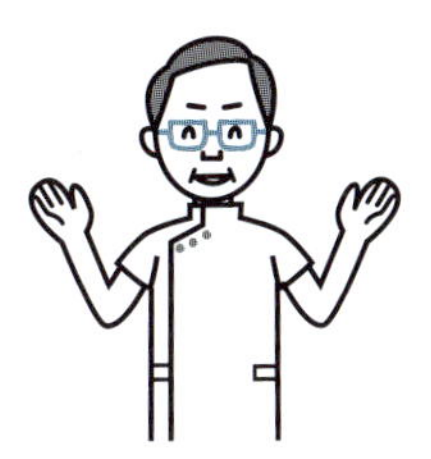

「血液媒介病原体に感染している患者の手術」や「不潔（Contaminated）もしくは汚染—感染（Dirty-Infected）の手術」の後であっても、特殊な環境消毒は必要なく、通常の清掃で十分です。また、手術の順番を変える必要もないのです。通常の清掃というのは、手術が終了する度に環境表面や機器の表面を消毒する必要はなく、血液が付着しているところのみをスポット的に拭い去って、次亜塩素酸ナトリウム溶液で消毒するということです。そして、その日の最後の手術の後に、湿式吸引清掃（ウェット・バキューム）をします[5]。

Point

「血液媒介病原体に感染している患者の手術」や「不潔もしくは汚染—感染の手術」の後であっても、特殊な環境消毒は必要ない。また、手術の順番を考慮する必要もない。

2 空気

手術室において、空気中に浮遊している微生物が手術野に落下したり、展開した滅菌器具を汚染したりすることによって、感染が引き起こされる危険性は極めて少ないといえます。患者の皮膚、腸管、気道の内腔に常在している微生物の量と比べると、空気中の微生物の量は比較にならないほど少ないからです。実際、SSIは患者が元々、皮膚や腸管などに保菌している微生物によることがほとんどです。しかし、手術室において空気を介した病原体の伝播の報告もあるので注意が必要です。この事例では、A群β溶血性連鎖球菌を保菌した手術室スタッフから患者に、空気を介して病原体が伝播し、SSIのアウトブレイクが発生しました[6]。そして、A群β溶血性連鎖球菌は手術室の空気から回収されました。やはり、空気の十分な管理は必要なのです。

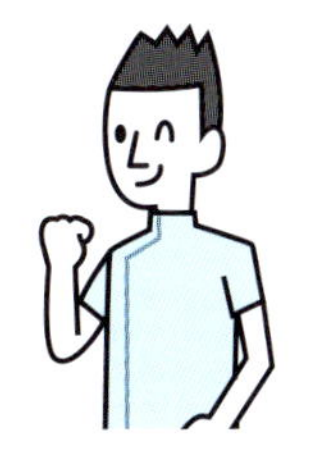

表2　空気媒介汚染物の除去効率99% および99.9% に必要な「換気回数 / 時間」

換気回数 / 時間	除去に必要な時間（分）	
	除去効率 99%	除去効率 99.9%
2	138	207
4	69	104
6	46	69
8	35	52
10	28	41
12	23	35
15	18	28
20	14	21
50	6	8

（文献 1 より）

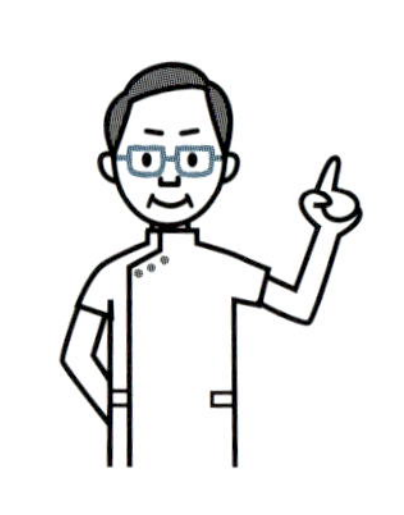

空気の清浄度を恒常的に維持するために、手術室の空気は HEPA（High Efficiency Particulate Air）フィルタで濾過されたものでなければなりません。そして、垂直層流を保ち、換気回数も確保します。換気回数が増えれば空気媒介汚染物の除去効率も高まります（表2）[1]。米国疾病管理予防センター（CDC：Centers for Disease Control and Prevention）は手術室では時間当たり15回以上の換気回数を求めていますが、日本の手術室のほとんどが40〜50回の換気回数となっています。心臓手術や整形外科手術が実施されるバイオクリーン手術室では150〜200回ほどの換気回数となっています。すなわち、空気が塵埃で多少汚染されたとしても、日本の手術室の空気は数分で清浄化されることになります。

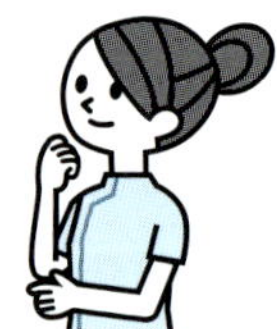

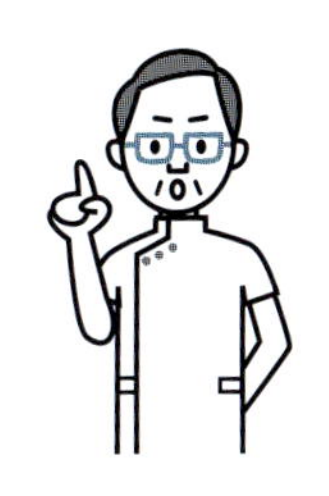

表3　手術室の空気の清浄度を保つための5つのポイント

❶ HEPA フィルタで濾過された空気
❷ 垂直層流
❸ 十分な換気回数
❹ 室内の陽圧の確保（扉の開け閉めの制限）
❺ 室内に滞在する人の数の制限

手術室の空気の清浄度を保つためには5つのポイント（表3）を常に実行することが大切です。これらのなかで「❶ HEPA フィルタで濾過された空気」「❷ 垂直層流」「❸ 十分な換気回数」は施設として管理することになりますが、「❹ 室内の陽圧の確保（扉の開け閉めの制限）」「❺ 室内に滞在する人の数の制限」については手術スタッフの努力が必要となります。すなわち、「滅菌器具の展開」「手術開始」の後は手術室への出入りは極力避けるということになります。そして、手術に必要のないスタッフは手術室の外に出ることが大切です。当然のことながら、手術室の扉を開放しての手術は厳禁です。

Point

手術室の空気の清浄度を保つためには5つのポイントがある。手術スタッフは扉の開け閉めを極力減らし、室内に滞在する人の数を最小にする。

最近、患者の取り違え防止策として、患者をよく把握している病棟の担当看護師（病棟看護師）が、患者と同行して手術室まで入室し、手術室看護師に申し送りすることが行われています。しかし、病棟での看護ケアによって、微生物が付着した白衣を着たまま、清潔区域に入室すれば、微生物を持ち込んでしまうのではないかという疑問が生まれてきます。

このような相反する要素（「患者の取り違え防止」vs「清潔区域の確保」）を矛盾することなく実施するためにはどうしたらよいのでしょうか？　それは「滅菌器具の展開・手術開始の前後は別世界！」という認識を持てばよいのです。

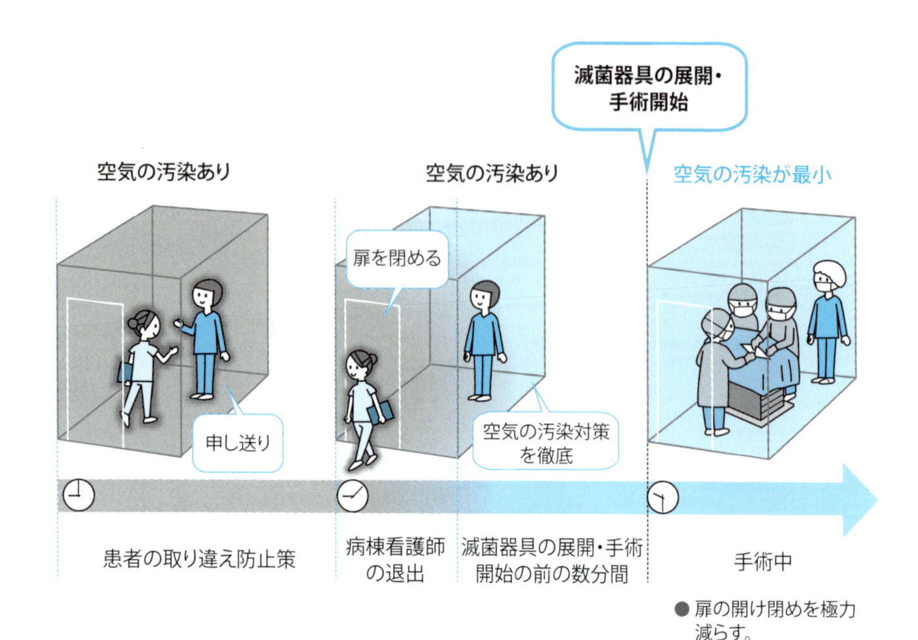

図1 手術室の空気の汚染

滅菌器具の展開・手術開始の前は患者や病棟看護師の入室によって扉の開け閉めが行われます。申し送った後も病棟看護師の退室によって扉は再び開け閉めされます。そのため、室内の陽圧が確保されず、廊下の空気が流入してくる可能性があります。すなわち、病棟看護師が退室するまでは手術室内の空気の清浄度は保たれないのです。

すでに述べたように、日本の手術室は換気回数が多いため、数分後には空気媒介汚染物のほとんどが除去されます。このようなことから、病棟看護師が申し送りを終え、手術室を退室して数分後に滅菌器具を展開して、手術を開始すればよいのです（図1）。これによって、患者の取り違えを避けることができ、滅菌器具の汚染を防ぐことができ、そして、手術中の空気の清浄度が保たれるのです。

Point

滅菌器具の展開・手術開始の前後は別世界である。

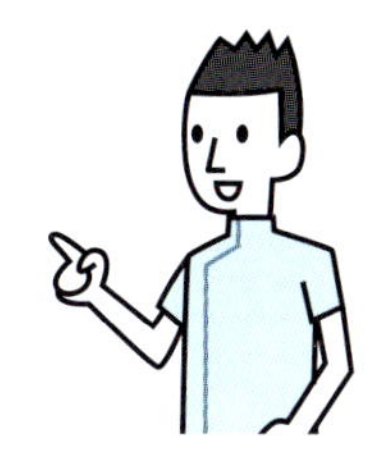

3 スクラブと帽子

手術室のスタッフは「スクラブ」を着用しています。「手術着」「オペ着」とも呼ばれています。スクラブ（Scrub）は「ゴシゴシ洗う」という意味であり、それが語源となっています。強く洗っても生地が傷みにくいのです。上半身のものを「スクラブ・トップス（Scrub Tops)」、下半身のものを「スクラブ・パンツ（Scrub Pants)」と呼びます（図2）。手術室で長時間勤務するスタッフの中にはスクラブ1枚では寒いと感じる人もいるでしょう。この場合、シャツや

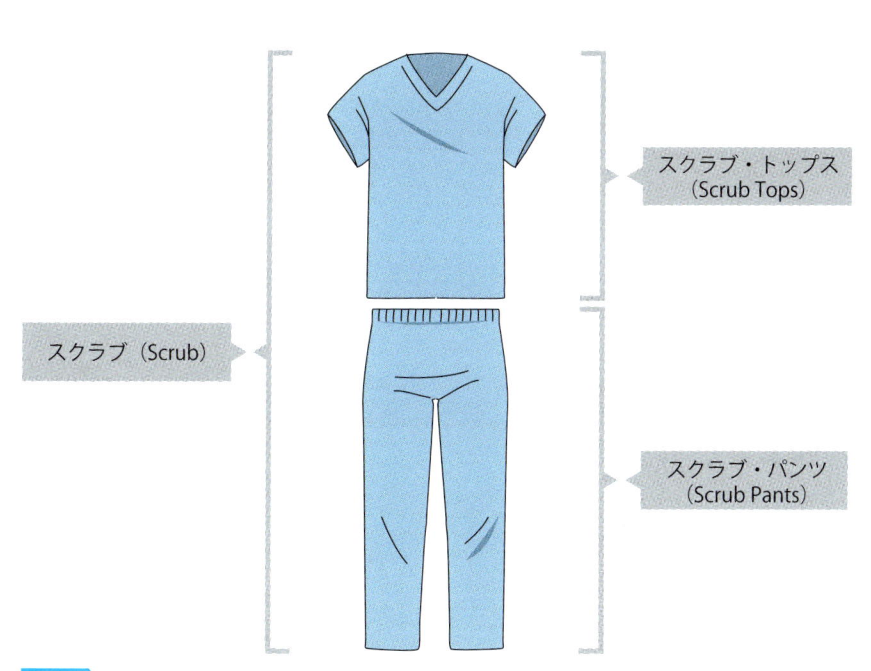

図2 スクラブ

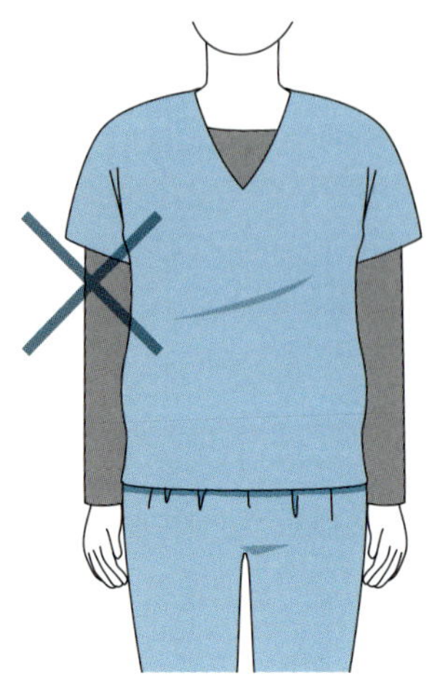

スクラブの下に長袖のシャツを
着てはいけない。

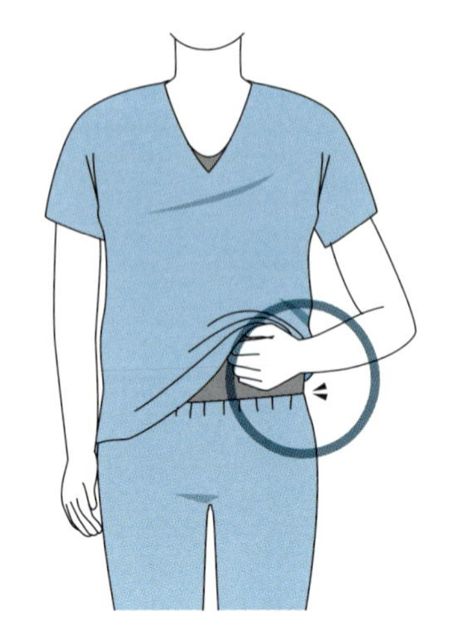

下着はスクラブの下に封じ込める。

図3　スクラブと下着

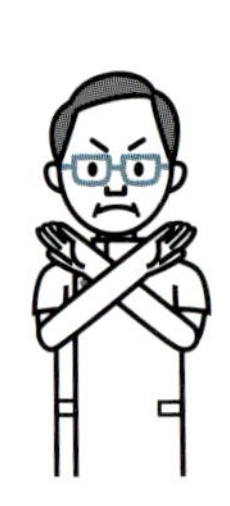

下着を着たくなります。ここで大切なことは「スクラブの下に長袖のシャツを着てはいけない」「下着はスクラブの下に封じ込める」ということです。スクラブの首回りや腕部分からシャツや下着が見えてしまうことは是非とも避けなければいけません（図3）。

Point

スクラブの下に長袖のシャツを着てはいけない。下着はスクラブの下に封じ込める。

それでは、長袖のスクラブやジャケットはどうなのでしょうか？　実は、外回りスタッフには着用することが強く推奨されるのです。決して、寒いからではありません。感染対策として推奨されるのです。毎日、皮膚から1,000個以

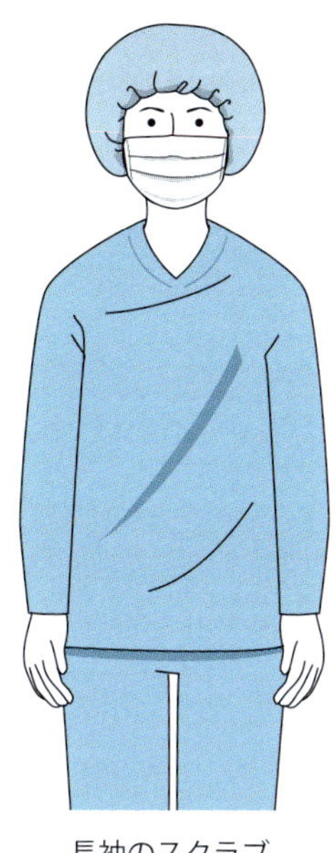

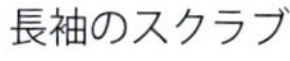
長袖のスクラブ

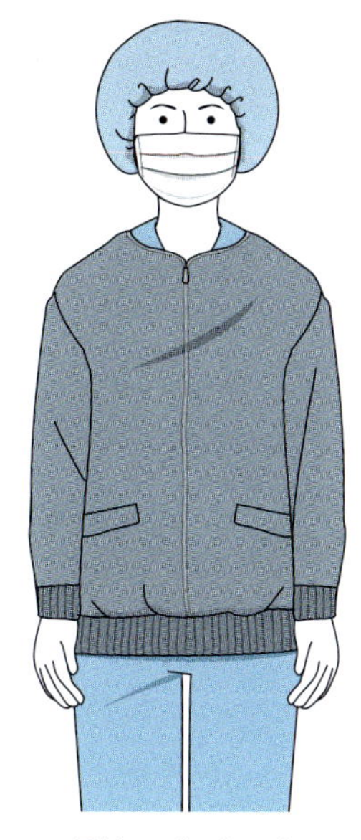
長袖のジャケット

図4　長袖のスクラブと長袖のジャケット

上の皮膚鱗屑が排出され[7]、皮膚微生物［プロピオニバクテリウム・アクネス（*Propionibacterium acnes*）、メチシリン耐性表皮ブドウ球菌など］が空気中に拡散します[8]。このような医療従事者の皮膚から排出される細菌は、空気を媒介して手術部位に到達できるのです[9]。そのため、手術室では、外回りスタッフは長袖のスクラブやジャケットを着用して、皮膚鱗屑や細菌を閉じ込めることが大切なのです（図4）[10]。特に、患者の皮膚消毒をするときにはスタッフは腕を覆う必要があるので、「滅菌ガウンを着用したスタッフ」もしくは「長袖のスクラブやジャケットを着用したスタッフ」が消毒するのです。

Point

外回りスタッフは長袖のスクラブやジャケットを着用する。特に、患者の皮膚消毒をするスタッフは、前腕の皮膚がむき出しにならないようにする。

それでは、スクラブを着用したまま手術室の外や病院外に出てよいのでしょうか？　米国外科学会（ACS：American College of Surgeons）はスクラブを着用したまま院外に出ることを禁止しています。院内であっても禁止なのですが、白衣をスクラブの上から着用して、スクラブを覆うならば手術室の外（ただし、院内）に出ることは許可されています[11)]。

Point

スクラブを着用したまま施設外に出てはならない。施設内であれば、スクラブの上に白衣を着用するならば手術室の外に出ても良い。

帽子についてはどうでしょうか？　これについては、2つの学会で異なった推奨が示されています。米国周術期看護師協会（AORN：Association of peri-Operative Registered Nurses）は「フワフワ帽子」のみを支持していますが[12)]、ACSはすべての毛髪がカバーされ、首筋や耳の前に生えている毛がほとんどなければ「スカルキャップ（頭にぴったり合う縁なし帽）」を着用してもよいとしています（図5）[13)]。ACSは耳の露出、少量の首筋の髪、中等度の耳前の髭が創部感染を引き起こすというエビデンスはないとしています[14)]。

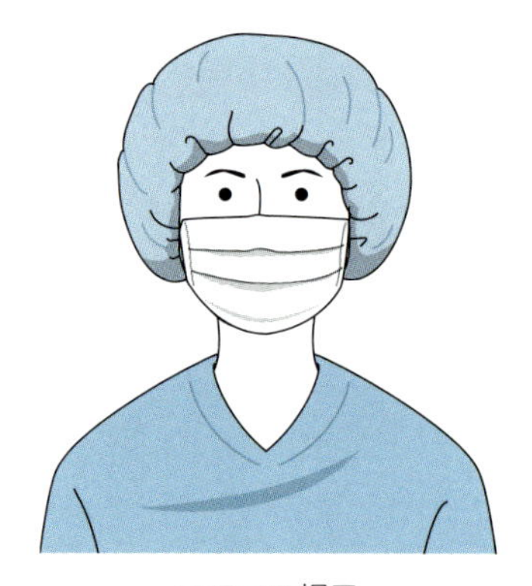

フワフワ帽子

スカルキャップ

図5　フワフワ帽子とスカルキャップ

Point

帽子はフワフワ帽子でもスカルキャップでもよいが、フワフワ帽子の方が望ましいかもしれない。

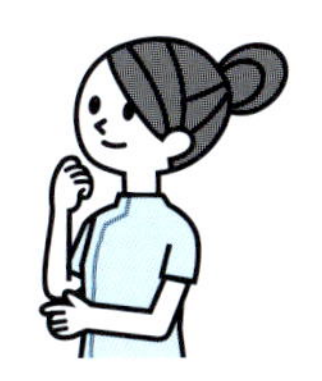

4 靴・靴カバー

道路工事や建築現場で働いている人は、落下物などから足を守るために安全靴を履いています。夏の暑い日も履いています。長時間の労働のときも履いています。靴が蒸れるからスリッパにするとか、長時間の労働だからサンダルにするということは決してありません。足を守ることはとても重要なことだからです。

手術室も同様であり、メスなどの鋭利物が落下する可能性があります。また、血液がしたたり落ちる可能性もあります。そのため、足を守ることはとても大切なのです。AORNは「爪先と踵が覆われた靴」の使用を求めています[10)]。手術室では足を守ればよいのですから、革靴であってもスポーツ靴であっても構わないのです。それでは、ハイヒールでもよいのかということになりますが、それは不適切です。「爪先や踵が露出しない」「踵が低い」「滑り止め処理されている」の3条件を満たした靴がよいのです[15)]。

Point

手術室内の靴は「爪先や踵が露出しない」「踵が低い」「滑り止め処理されている」の3条件を満たしたものがよい。

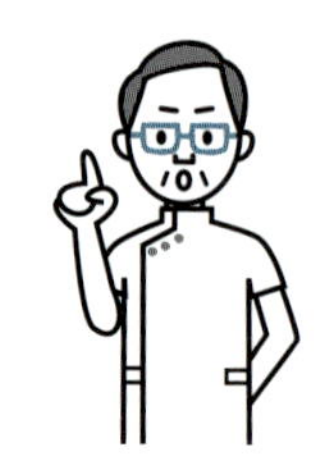

過去には手術室へ入室するときに、スリッパに履き替えていた施設が数多くありました。それは、手術室の床の清潔を守るということが目的だったのです。しかし、床面の汚染に関する研究によると、「普通の履物」「清潔にした履物」「カバーを付けた履物」の3者で有意差がみられなかったのです[16)]。すなわち、スリッパに履き替えようが、靴カバーを使用しようが、土足で入ろうが、手術室の床は同じ程度汚染しているのです。スリッパに履き替えてしまうと、「床は清潔である！」などという誤解を持たれてしまいます。昔、手術見学に疲れた研修医が、手術室の床に腰を下して休んでいる光景を見たことがあります。手術室の床は和室の畳ではありません。座り込んだり横になったりするところではないのです。

手術室の床は血液が飛散している可能性があるので、常に不潔であると認識することが大切なのです。スリッパは足を守れないばかりでなく、手術室の床は清潔であるという誤解を招くので、是非ともスリッパは避けなければなりません。厚生労働省医政局も平成17年2月1日付の『医療施設における院内感染の防止について』の通達で「手術室への入室に際して履物交換は不要である」と記載しています[17)]。

Point

手術室に入室するときには履物交換は不要である。スリッパは許可されない。

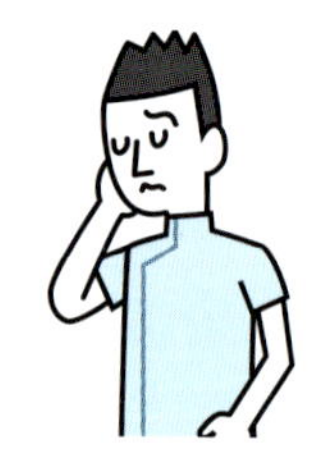

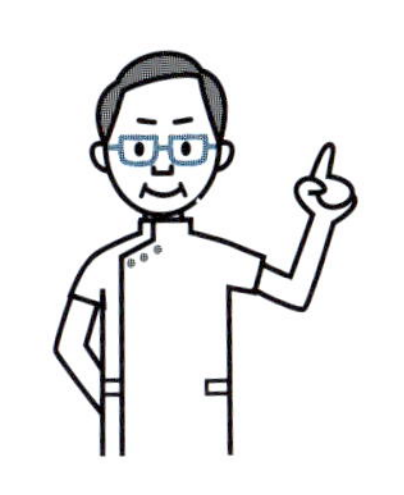

それでは靴カバーについてはどうでしょうか？　手術室の外で履いていた靴のまま手術室に入ってよいのでしょうか？　CDCの『手術部位感染防止のためのガイドライン（1999年）』には「手術室における靴カバーの使用がSSIの危険性を減らした、あるいは床の細菌数を減らしたという報告はない」「靴カバーの有用性は医療従事者が手術中の血液・体液などに曝露することを防ぐ程度である」と記載されています[5)]。米国外科技師協会（AST：Association of Surgical Technologists）の実践標準にも「靴カバーがSSIの危険性や発生率を減らすとか、手術室の床の細菌数を減らすということが証明されたことはない。靴カバーは血液や体液の曝露から履物類や足を守る」とされています[18)]。すなわち、靴カバーは靴を守る個人防護具としての機能だけであり、手術室の環境の清浄度を高めることはないのです。

Point

靴カバーは靴を血液から守るための個人防護具である。手術室の環境を守るためのものではない。

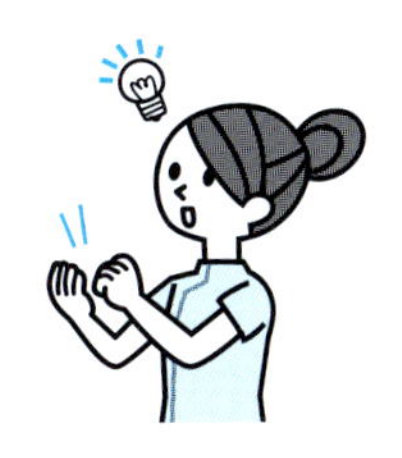

5 サージカル・スモーク

サージカル・スモーク（Surgical Smoke）はレーザーや電気メスなどで組織が熱破壊されることによって発生します。これには有害なガスや蒸気（ベンゼン、シアン化水素、ホルムアルデヒド、生物エアロゾル、血液断片などの細胞成分、ウイルスなど）が含まれており、高濃度では眼や上気道への刺激を引き起こし、外科医の視界を妨げることがあります[19]。サージカル・スモークの短期曝露による健康被害には「眼、鼻、咽頭の刺激」「頭痛」「咳や鼻閉」「喘息および喘息様症状」があります。慢性的曝露による健康被害はほとんど知られていません[19]。

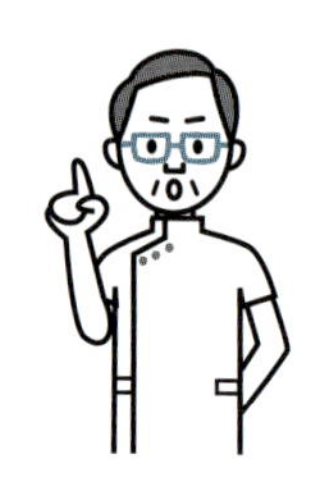

サージカル・スモークを介して、外科医がヒトパピローマウイルスに感染したという報告があります[20]。44歳のレーザー外科医が喉頭乳頭腫症を発症したので腫瘍組織を調べたところ、ヒトパピローマウイルス6型および11型が検出されました。この外科医は肛門性器コンジローム（同じウイルス型）の患者にレーザー治療を実施したことがありました。すなわち、サージカル・スモークに含まれているウイルス粒子を吸い込むことによって感染した可能性があるのです。さらに、サージカル・スモークには催奇形性がある可能性も示されました。2件の乳房縮小術時に手術室で複数の空気検体を収集し、エームズ試験（物質の変異原性を評価するためのバイオアッセイ法）を実施したところ、変異誘発性があることが判明したのです[21]。

Point

サージカル・スモークは有害である。スモークに含まれている病原体に感染する可能性や発がん性が心配されている。

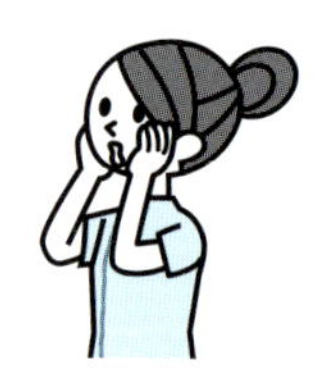

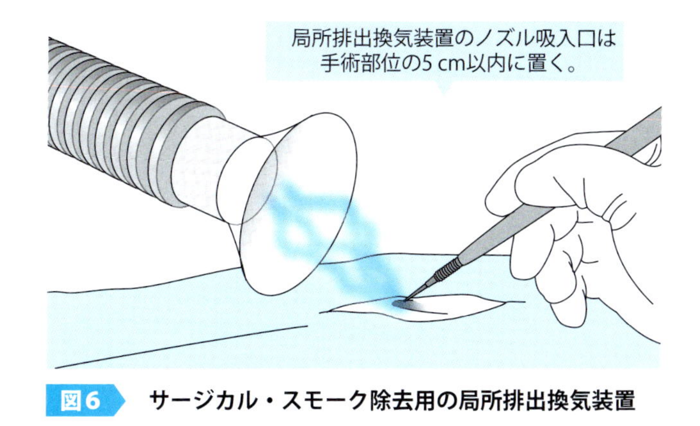

図6　サージカル・スモーク除去用の局所排出換気装置

このようなことから、手術スタッフがサージカル・スモークに曝露しないようにする対策が必要となってきました。確かに、手術室の換気回数は多く、室内空気の空気媒介汚染物は数分で除去されます。しかし、そのような室内通常換気はサージカル・スモークを捕獲するには十分ではありません。局所排出換気装置（携帯型スモーク吸引器および室内吸引システム）を併用することが大切です。このとき、局所排出換気装置のノズル吸入口は手術部位の5cm 以内に置くようにします（図6）[19]。手術終了後は、すべてのチューブ、フィルタ、吸収装置は感染性廃棄物として取り扱い、廃棄します。

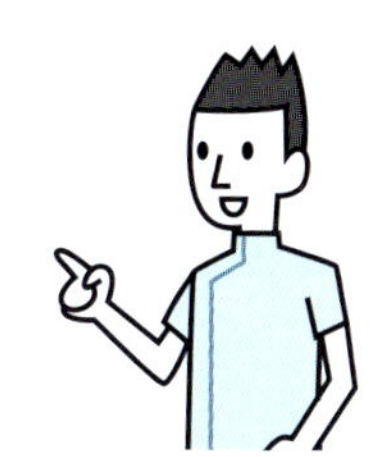

Point

サージカル・スモーク対策として、手術中は局所排出換気装置（携帯型スモーク吸引器および室内吸引システム）を使用し、そのノズル吸入口は手術部位の5cm 以内に置くようにする。

② 集中治療室の環境整備

1 手指の高頻度接触表面

集中治療室では人工呼吸器やモニターなど様々な機器が用いられています。そのような機器のスイッチやボタンには、集中治療室のスタッフが頻繁に触れます。そして、毎日のケアではスタッフは患者に頻繁に触れています。すなわち、「手指の高頻度接触表面（機器のスイッチなど）」[1)]に付着している微生物はスタッフの手指を介して、容易に患者へ到達するのです。したがって、「手指の高頻度接触表面」を適切に清掃する必要があります。環境表面はヒトの正常皮膚が触れることから、『スポルディングの分類』（p37参照）ではノンクリティカルに分類されます。そのため、洗浄剤もしくは低水準消毒薬を用いた清掃となります。ただし、多剤耐性菌、ノロウイルス、クロストリディオイデス・ディフィシルに感染している患者のケアをした場合には次亜塩素酸ナトリウム溶液を用いて消毒します。

Point

「手指の高頻度接触表面」は洗浄剤もしくは低水準消毒薬を用いた清掃を行うが、多剤耐性菌、ノロウイルス、クロストリディオイデス・ディフィシルなどが付着している可能性があれば次亜塩素酸ナトリウム溶液を用いて消毒する。

それでは、「手指の高頻度接触表面」の清掃の頻度はどの程度にすればよいのでしょうか？　スタッフが頻繁に触れることから1日に何十回も清掃するのでしょうか？　実際には1日に1～2回で十分です。汚染の蓄積を防ぐ程度でよいのです。清掃の回数を増やしたとしても、それを上回る頻度でスタッフの指が機器のスイッチやボタンに触れています。そのため、清掃の回数を増やすよりも、手指衛生の回数を増やし、WHOの『手指衛生の5つのタイミング』

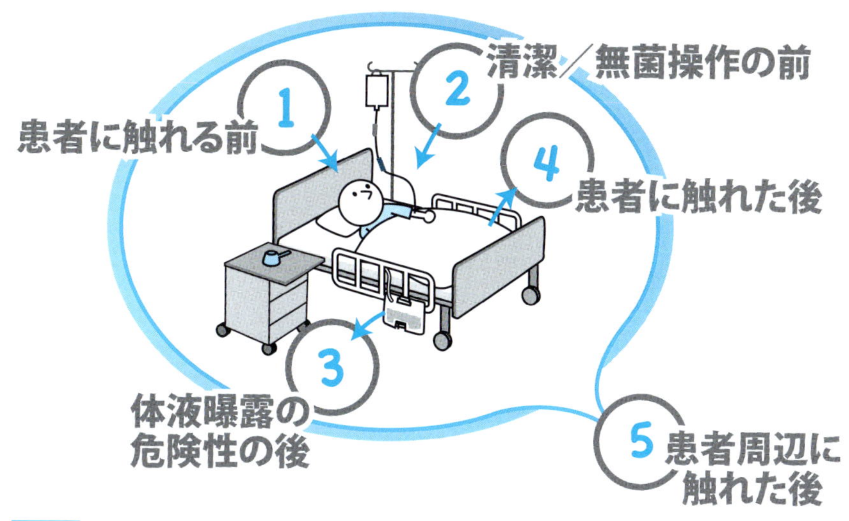

図7　WHOの『手指衛生の5つのタイミング』

（文献22より改変）

（図7）で手指衛生をすることが重要なのです[22)]。

Point

「手指の高頻度接触表面」の清掃や消毒は重要であるが、最も大切な対策はWHOの『手指衛生の5つのタイミング』で、手指衛生することである。

2　手洗い環境

手指衛生が感染対策において最も大切な対策であることから、ナースステーションには必ず手洗い場があります。手洗い場では多くのスタッフが頻繁に手洗いをしているため、周囲に水が飛散し、床が濡れていることもあります。このようなところは、定期的に清拭して乾燥させなければ緑膿菌のような湿気を好む病原体が増殖してきます。ペーパータオルについても、手洗い時の水の飛散によって濡れることがないところに設置します。

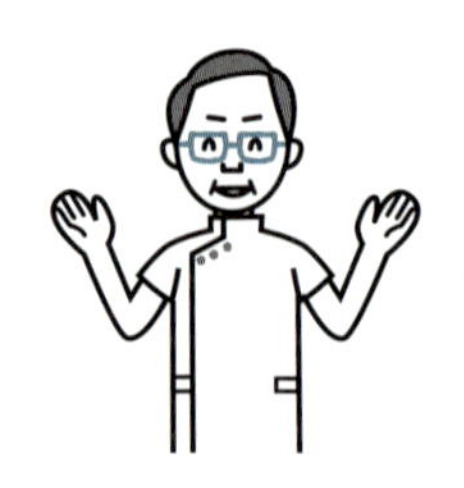

アルコール手指消毒薬は患者ベッドの周囲に設置することが推奨されます。スタッフが腰などに装着して、常に手指消毒をできるような状況にすることも大切です。WHO の『手指衛生の5つのタイミング』[22] で必ず手指消毒をするためには、アルコール手指消毒薬へ容易に到達できる環境にしなければなりません。

Point

手洗い場は濡れたままにならないように乾燥させ、定期的に清掃する。アルコール手指消毒薬を患者ベッドの周囲に設置することは極めて有用である。

③ 外科病棟の環境整備

1 手指の高頻度接触表面

手術室や集中治療室では患者が自力で廊下を歩いたり、トイレに行ったりすることはほとんどありません。しかし、外科病棟では患者の体力が回復してきており、病室内や廊下を自力で移動することできます。そのため、ベッドの周囲環境のみならず、廊下の手すりなども「手指の高頻度接触表面」[1] として重要な清掃の対象となります（図8）。これらの部分は、1日に1回以上は清掃します。

Point

外科病棟では患者の状態が回復しているので、患者が触れる「手指の高頻度接触表面」の範囲は広がり、廊下の手すりなども含まれる。

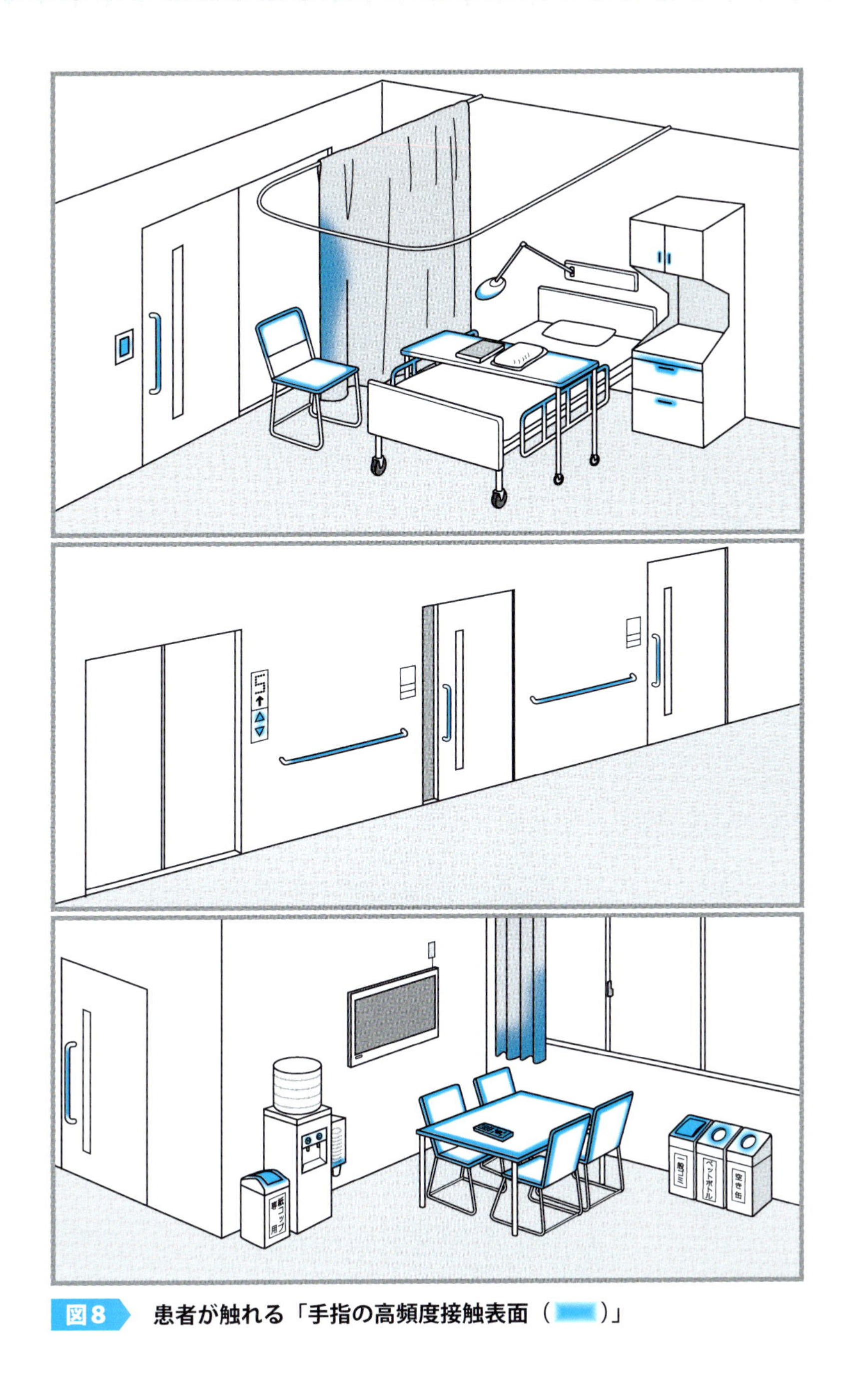

図8 患者が触れる「手指の高頻度接触表面（　）」

2 手洗い環境

手指衛生は医療従事者のみが実施すればよい、ということはありません。患者や面会者も手指衛生の実施が必要です。そのため、病室の入り口などにアルコール手指消毒薬を配置して、患者および面会者にも手指消毒をしてもらいます。このとき、アルコール手指消毒薬を単に設置しておくだけにすると、患者や面会者は「この消毒薬は医療従事者専用だ！」と思い込んで、使用しないことがあります。そのため、アルコール手指消毒薬に「患者や面会者の方もご利用ください」などの案内を吊り下げておくとよいかもしれません。手洗い場については、湿潤環境は緑膿菌などに繁殖の場を与えるので、その周囲が濡れたままにならないようにします。そして、定期的に洗浄剤を用いて清掃します。

Point

手指衛生は医療従事者のみが実施するのではなく、患者や面会者も実施してもらうことが大切である。

3 ポータブルトイレ

ポータブルトイレはトイレに行って排便・排尿ができない患者のベッドサイドに設置されます。この場合、偽膜性大腸炎の患者であれば、その周囲にクロストリディオイデス・ディフィシルが付着していることでしょう。ノロウイルス胃腸炎の場合は、ウイルスが付着していると考えるべきです。ポータブルトイレとその周囲は、ヒトの糞便中に含まれている病原体によって容易に汚染される環境表面であり、十分な対応が必要です。ポータブルトイレは臀部の健常皮膚に接触することからノンクリティカルに分類されるので、日常的には家庭用洗浄剤による洗浄で十分です。しかし、ノロウイルスやクロストリディオイデス・ディフィシルに感染している患者が使用したら、1,000～5,000ppmの次亜塩素酸ナトリウム溶液を用いて消毒します。

Point

ポータブルトイレには患者の糞便や尿が付着しているので、適切に管理する必要がある。

4 トイレ

病院では、トイレの内部に手すりが設置されています。これは高齢者や体力が低下している人のように、トイレ内で立ったり座ったりできない人には手すりが必要だからです。手すりは必須のアイテムとなっていますが、同時に排便後の人が掴むところでもあります。そのため、手が糞便で汚染された場合には手すりも同様に汚染されてしまうのです。したがって、トイレ内の手すりにもヒトの糞便中に含まれている病原体が付着していると考えるべきです。そのため、洗浄剤にて適切に清掃します。ノロウイルスやクロストリディオイデス・ディフィシルに感染している患者が使用したトイレでは、1,000～5,000ppmの次亜塩素酸ナトリウム溶液を用いて消毒します。

Point

トイレ内の環境表面は糞便に汚染されている。特に、トイレ内の手すりは患者が頻繁に触れるため、十分な清掃が必要である。必要に応じて、次亜塩素酸ナトリウム溶液などで消毒する。

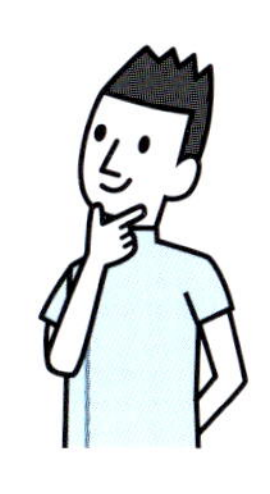

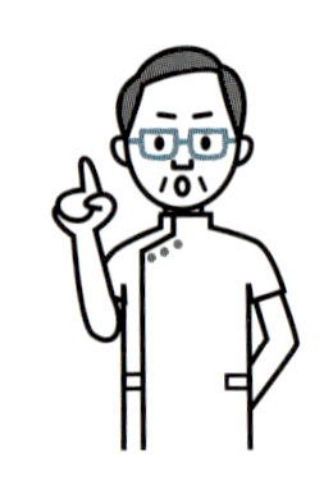

トイレは排便や排尿のみに利用されているわけではありません。嘔吐する場合にも用いられることがあります。嘔吐は胃内容物を食道および口腔内を経由して体外に一気に吐き出す行為です。そのため、嘔吐物が口腔から周辺の空間に飛び出し、エアロゾル化して浮遊することがあるのです。ノロウイルスは嘔吐物にも含まれているので、ノロウイルス胃腸炎の患者の突発的な嘔吐によって空気はノロウイルスに汚染されます[23)]。したがって、トイレ内でノロウイルス胃腸炎の患者が嘔吐した場合には、十分に換気されるまでは空気中にノロウイルスが浮遊していると考えます。

Point

ノロウイルスの流行期にはトイレで嘔吐する人がいる。この場合、トイレ内の空気中にノロウイルスを含んだエアロゾルが浮遊している可能性がある。

最近は一般家庭のみならず、病院のトイレでも温水洗浄便座が用いられるようになりました。これまでのトイレットペーパーによる肛門処置と比較して、肛門への負担が軽減したことから、痔疾患の減少に大きく貢献しています。抵抗力に問題のない人においては、温水洗浄便座のシャワーに日和見病原体が混入していても何ら害はありません。しかし、ノズルの先端部分が緑膿菌などに汚染されていて、そこから噴出してくるシャワーに「肛門が荒れている抵抗力の低下した患者」が曝露すると、糜爛（びらん）や痔瘻（じろう）から病原体（緑膿菌など）が体内に入り込み、敗血症になってしまう危険性があります。そのため、ノズルを含めた温水洗浄便座の適切な管理は必須のことなのです。

Point

温水洗浄便座は有用であるが、ノズルの先端部分の管理は適切に行う。

5 浴室

浴室は典型的な湿潤環境です。そこでは、シャンプー、液体石鹸といった液状洗浄剤が利用されています。シャンプー、液体石鹸のボトルが空になったときに、そのままシャンプーや石鹸を継ぎ足してゆくと水が溜まり続けることになり、ボトル内部に緑膿菌などの湿気を好む病原体が増殖してきます。また、固形石鹸受けが濡れたままの状況で放置されていると、やはり、緑膿菌などが増殖してきます。

バスマットは患者の素足が直接触れるところなので、足白癬の患者の患部が触れることによって白癬菌が付着することがあります。バスマットの管理が不適切の場合、そこに白癬菌が増殖し、他の人の足が触れることによって伝播します。また、バスマットを濡れたままに放置しておくと、緑膿菌や真菌などの湿気を好む病原体が増殖してきます。

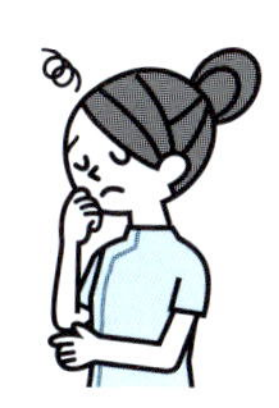

このようなことから、浴室ではシャンプー、液体石鹸、バスマットなどは適切に管理しなければなりません。一日の最後の患者が使用した後には、浴室内を十分に乾燥することも大切です。

Point

浴室は湿潤環境であるため、病原体が増殖しやすい。シャンプー、液体石鹸、バスマットなどは適切に管理する。すべての患者が浴室を使用したら、室内を乾燥させる。

Reference

1）CDC：Guidelines for environmental infection control in health-care facilities.
https://www.cdc.gov/infectioncontrol/pdf/guidelines/environmental-guidelines.pdf
2）CDC：Updated norovirus outbreak management and disease prevention guidelines.
http://www.cdc.gov/mmwr/pdf/rr/rr6003.pdf
3）SHEA&IDSA：Clinical practice guidelines for *Clostridium difficile* infection in adults: 2010 Update. Infect Control Hosp Epidemiol 31(5)：431-455, 2010
http://www.cdc.gov/HAI/pdfs/cdiff/Cohen-IDSA-SHEA-CDI-guidelines-2010.pdf
4）Dubberke ER, et al：Strategies to prevent *Clostridium difficile* infections in acute care hospitals: 2014 Update. Infect Control Hosp Epidemiol 35(6)：628-645, 2014
5）CDC：Guideline for prevention of surgical site infection, 1999.
https://www.cdc.gov/hai/pdfs/ssiguidelines.pdf
6）Stamm WE, et al：Wound infections due to group A *Streptococcus* traced to a vaginal carrier. J Infect Dis 138(3)：287-292, 1978
7）Noble WC：Dispersal of skin microorganisms. Br J Dermatol 93(4)：477-485, 1975
8）Benediktsdóttir E, et al：Dispersal of non-sporeforming anaerobic bacteria from the skin. J Hyg (Lond) 88(3)：487-500, 1982
9）Tammelin A, et al：Comparison of three distinct surgical clothing systems for protection from air-borne bacteria：a prospective observational study. Patient Saf Surg 6(1)：23, 2012
10）Cowperthwaite L, et al：Guideline implementation：surgical attire. AORN J 101(2)：188-194, 2015
11）Ban KA, et al：American College of Surgeons and Surgical Infection Society：Surgical site infection guidelines, 2016 Update. J Am Coll Surg 224(1)：59-74, 2017
12）Recommended practices for surgical attire. In：Perioperative standards and Recommended practices. Denver, CO：Association for Perioperative Registered Nureses：2011, p57-72
13）Board of Regemens of the American College of Surgeons：Statement on operating room attire. Bull AM Coll Surg101(10)：47, 2016
https://www.facs.org/~/media/files/publications/bulletin/2016/2016%20october.ashx
14）American College of Surgeons：Statement on operating room attire.
https://www.facs.org/about-acs/statements/87-surgical-attire
15）UCLA health system：Infection control practices policy surgical attire revisions.
http://slideplayer.com/slide/1551091/
16）Hambraeus A, et al：The influence of different footwear on floor contamination. Scand J Infect Dis 11：243-246, 1979
17）厚生労働省医政局：医療施設における院内感染の防止について.
http://www.mhlw.go.jp/shingi/2006/09/dl/s0906-3d.pdf
18）AST Standards of practice for surgical attire, surgical scrub, hand hygiene and hand washing.
http://www.ast.org/uploadedFiles/Main_Site/Content/About_Us/Standard_Surgical_Attire_Surgical_Scrub.pdf
19）CDC：Surgical smoke.
https://www.cdc.gov/niosh/topics/healthcarehsps/smoke.html
20）Hallmo P, et al：Laryngeal papillomatosis with human papillomavirus DNA contracted by a laser surgeon. Eur Arch Otorhinolaryngol 248(7)：425-427, 1991
21）Gatti JE, et al：The mutagenicity of electrocautery smoke. Plast Reconstr Surg 89(5)：781-784, 1992
22）WHO Guidelines on hand hygiene in health care, 2009.
http://whqlibdoc.who.int/publications/2009/9789241597906_eng.pdf
23）Marks PJ, et al：Evidence for airborne transmission of Norwalk-like virus (NLV) in a hotel restaurant. Epidemiol Infect 124(3)：481-487, 2000

第2章

手術器具や器材の管理

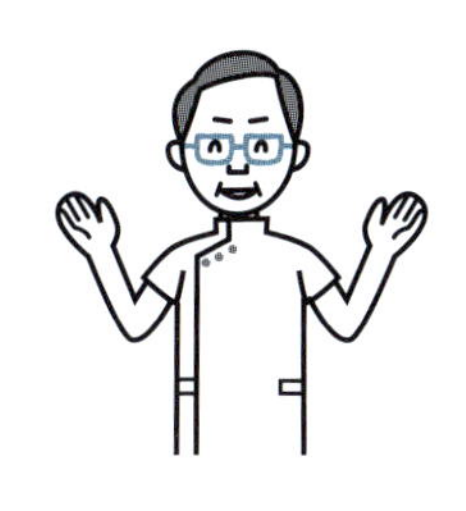

手術室で用いる器具や器材の多くは滅菌が必要です。そのためには、滅菌・消毒・洗浄についての正しい知識が必要です。これらの器具や器材は高圧蒸気滅菌装置（オートクレーブ）にて処理をすれば滅菌できるということはありません。その前には徹底的な洗浄が不可欠です。適切に滅菌した器具や器材は使用されるまでは保管されるのですが、保管の方法に不手際があると、器具や器材は再び汚染されてしまいます。ここでは「滅菌・消毒・洗浄」および「滅菌された器具や器材の管理」について解説します。

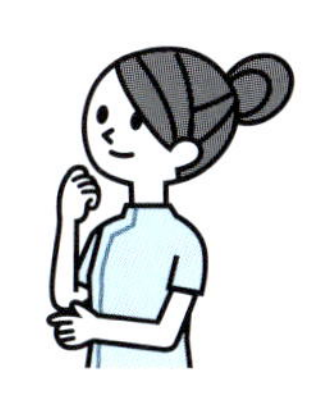

❶ 滅菌・消毒・洗浄

「滅菌器具を使用しようとして開封したら、使用しないことになった」「滅菌器具を患者に使用する前に、不潔部分に触れてしまったので使用できなくなった」ということが発生する場合があります。このようなとき、「使用していないから、再滅菌して！」と安易に依頼する医師がいます。これは滅菌・消毒・洗浄についての理解が不足していることによる発言といえます。

滅菌の前には、医療器具は必ず洗浄されなければなりません。異物が付着しているような状況では、滅菌処置は不十分になってしまいます。十分に洗浄して、医療器具に付着している異物や微生物を可能な限り除去しなければなりません。それには「開封してしまった未使用の医療器具」や「患者に使用する前に不潔になった医療器具」も含まれます。このような医療器具であっても、洗浄から始めなければならないのです。構造が複雑である、分解できない、長い管腔構造となっているといった器具は洗浄が不十分になるので、再滅菌することはできません。徹底的な洗浄は、すべての滅菌や消毒のために必要な最初のステップなのです[1)]。

Point

器具の洗浄が不十分な場合、その後の消毒や滅菌の処理も不十分となる。構造が複雑で分解できない器具や長い管腔のある器具は洗浄できないので、消毒や滅菌もできない。

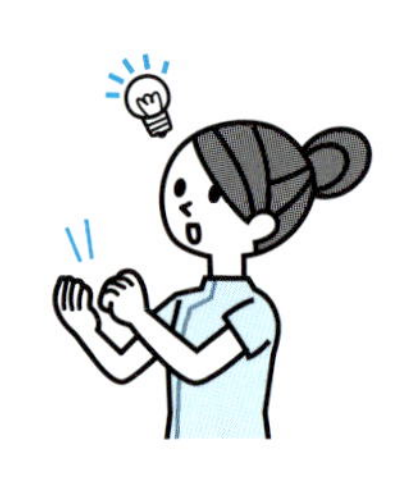

クリティカル器具

- 血管内や無菌の体内に挿入

↓

- 滅菌

血管内カテーテル・メスなど

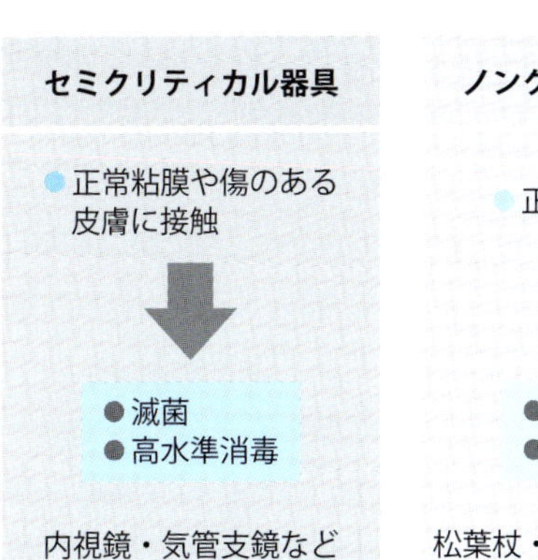

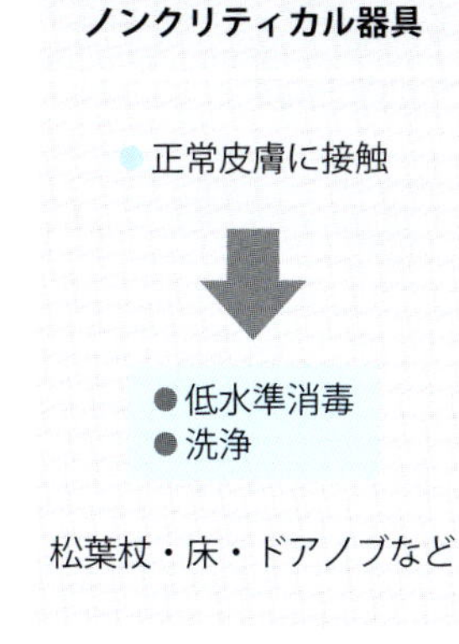

図9　スポルディングの分類と滅菌・消毒・洗浄

ここで「滅菌・消毒・洗浄」および『スポルディングの分類（Spaulding Classification)』について解説します（図9)。「滅菌」は病原体を完全に除去・破壊することを目的とした処置です。「消毒」は滅菌と洗浄の中間に位置しています。「洗浄」は器具の表面から汚れや微生物を物理的に除去する方法です。

医療器具も3つに分類されます。使用前の器具が微生物に汚染されている場合に、その微生物が伝播する危険性に基づいて器具を分類するのが最も適切です。『スポルディングの分類』では、医療器具を「クリティカル器具」「セミクリティカル器具」「ノンクリティカル器具」の3つのカテゴリーに分けています[1)]。

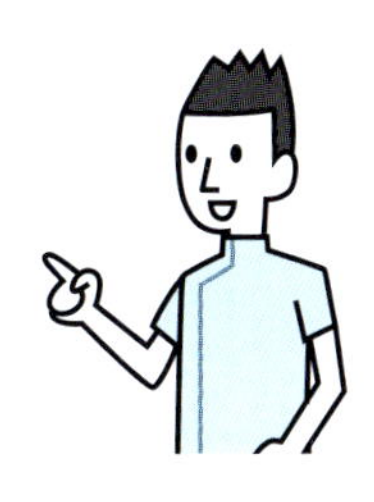

Point

「滅菌・消毒・洗浄」および『スポルディングの分類』については十分に理解する必要がある。

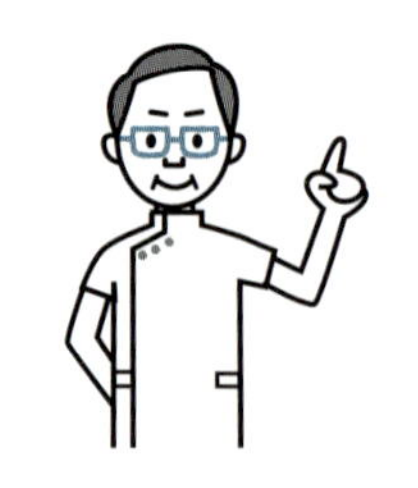

「クリティカル器具」は血管内に直接挿入したり、無菌である体内区域に挿入される器具のことであり、手術器具や器材、血管内カテーテル、インプラント、ダイアライザーなどが含まれます。血管内や無菌組織に挿入される器具は、如何なる微生物汚染であっても感染症を発生させる可能性があるので滅菌しなくてはなりません。ほとんどのクリティカル器具は滅菌器具として購入されるか、高圧蒸気滅菌されます。非耐熱性であれば酸化エチレン（EOG）や過酸化水素ガスプラズマにて滅菌します。この方法も不適当ならば、液体化学滅菌剤にて処置します。

「セミクリティカル器具」は正常粘膜に接触する器具のことであり、内視鏡や気管支鏡などが含まれます。これらの医療器具には如何なる微生物も存在してはなりませんが、少数の細菌芽胞の存在は許容されます。肺や消化管などの正常粘膜は細菌、抗酸菌、ウイルスなどの微生物には感受性があるものの、一般的な細菌芽胞による感染には抵抗性があるからです。セミクリティカル器具には少なくとも高水準消毒が必要であり、グルタラール、フタラール、過酢酸が用いられます。

「ノンクリティカル器具」は正常皮膚には接触しますが、粘膜には接触しない器具です。正常皮膚はほとんどの微生物に対する有効なバリアとして機能するので、正常皮膚に接触する器具は滅菌や消毒の必要はありません。ノンクリティカル器具は「患者ケア器具」と「環境表面」に分類されます。患者ケア器具には、ベッドパン、血圧計カフ、松葉杖、コンピューターなどがあり、環境表面にはベッド柵、食器、ベッドサイドテーブル、家具、床などが含まれます。

Point

「クリティカル器具」は無菌組織に挿入される器具であり、「セミクリティカル器具」は正常粘膜に接触する器具である。「ノンクリティカル器具」は正常皮膚に接触する器具である。

Column フラッシュ滅菌

フラッシュ滅菌は緊急時にすぐ使用する器具のための高圧蒸気滅菌です。空気排除や乾燥の工程を削減して時間を短縮しているので、滅菌不良となる危険性が高いことが知られています。したがって、空気排除が困難な管腔構造器具などには利用できません。インプラント器具にも使用できません。あくまでも、器具を緊急に滅菌する必要がある場合の非常手段なので、滅菌後の器具を保管することはできません。フラッシュ滅菌した場合は対象器具・使用理由などを記録・保管します[2)]。

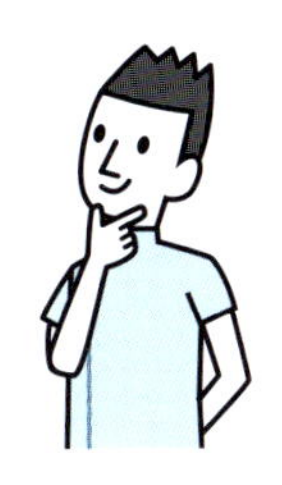

② 滅菌された器具や器材の管理

滅菌処理された器具や器材は適切な保管が行われれば、滅菌物を開けない限り半永久的に無菌を維持しています。過去には「時間依存型無菌性維持（TRSM：Time Related Sterility Maintenance）」という考え方があり、時間の経過とともに滅菌の質保証が変わるとの考え方がありました[2)]。その保存期間は、紙製滅菌バッグでは1～3ヶ月間、不織布は1ヶ月間、二重包装の織布は2週間、金属缶は1週間などというものでした。しかし、その後の研究によって、包装され滅菌処理された器具や器材が汚染され無菌でなくなるのは、時間の経過ではなく、保管中に汚染される可能性のある出来事（Event）があったかどうかによることが明らかになりました。これが「事象依存型無菌性維持（ERSM：Event Related Sterility Maintenance）」です[2)]。すなわち、有効期限は不要との考えです。それゆえ、滅菌物に対しては期限をあえて表示せず、滅菌日のみを表示するのです。すでに、米国ではTRSMの考え方からERSMの考え方へ変わっています。

滅菌物の使用期限は時間ではなく、保管技術に関連するものです[3)]。したがって、滅菌物の保管では、保管環境のコントロールが必要です。滅菌物は空調された部屋に保管し、通気口や吸気ファンの近くには置かないようにします。また、閉鎖棚に保管することが重要です。

Point

滅菌された器具や器材は事象依存型無菌性維持の考え方で管理する。滅菌物は空調された部屋に保管し、通気口や吸気ファンの近くには置かず、閉鎖棚に保管する。

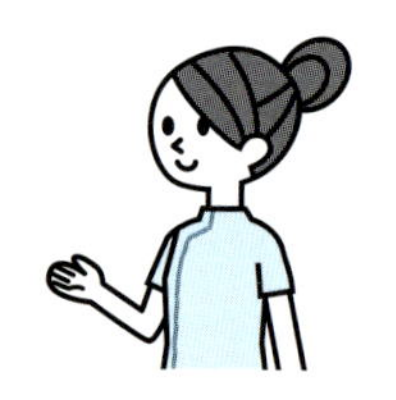

Reference

1）CDC：Guideline for disinfection and sterilization in healthcare facilities, 2008.
https://www.cdc.gov/infectioncontrol/pdf/guidelines/disinfection-guidelines.pdf
2）一般社団法人日本医療機器学会：医療現場における滅菌保証のガイドライン2015.
http://www.jsmi.gr.jp/wp-content/uploads/2015/07/Guideline2015ver3.pdf
3）国公立大学附属病院感染対策協議会：病院感染対策ガイドライン（医科改訂第4版），じほう，東京，2014

第3章

隔離を要する患者への対応

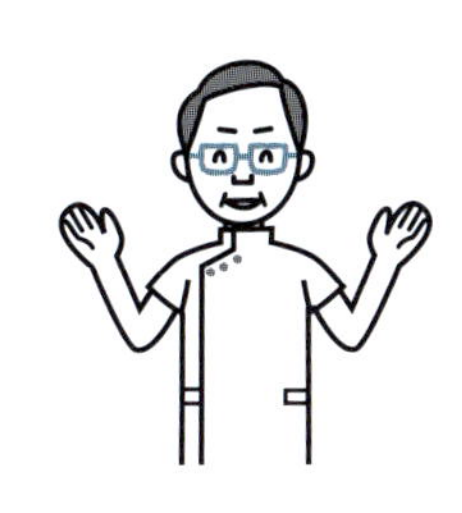

結核、インフルエンザ、多剤耐性菌などに感染している患者は個室隔離されています。そのような患者の手術は感染性がなくなるまで延期することが望ましいのですが、患者の容体によっては手術せざるを得ないことがあります。この場合、手術室が感染源となって病原体が周辺に伝播することは是非とも避けなければなりません。ここでは隔離を要する患者を手術する場合や搬送する場合には、どのような感染対策を実施すべきかについて解説します。

1 隔離を要する患者の手術

1 空気予防策が必要な患者

空気予防策が必要な感染症には結核、麻疹、水痘があります。ここでは特に結核患者での手術について解説します。

結核は空気感染するので、排菌している患者は空気感染隔離室に隔離しなければなりません。そのため、結核患者（疑い患者を含む）における緊急性のない手術は、患者に感染性がないと判断されるまで、または、結核でないことが判明するまで延期します。

Point

結核菌を排菌している患者の手術は緊急性がなければ、感染性がなくなるまで延期する。

しかし、患者の状況によっては手術を延期できないことがあります。このような場合、特別な対策が必要です。日常的な手術では、手術野の汚染を最小にするために、空気流が手術室から廊下に向かうように室内を陽圧にしています。しかし、そのような手術室で結核菌を排菌している患者の手術を実施すれば、結核菌は廊下などの周辺環境に拡散してしまいます。汚染空気が他の区域に流れ出るのを防ぐと同時に、手術野に清潔な空気を提供できるように空気流を設定しなければなりません。

前室のある手術室では、通常の手術での空気圧は「手術室＞前室＞廊下」に設定されるため、空気は「手術室⇒前室⇒廊下」に流れてゆきます（図10-A）。結核患者の手術では、前室は「廊下および手術室よりも陽圧にする（濾過された空気が供給される）」もしくは「廊下および手術室よりも陰圧にする」のどちらかに設定します[1)]。前者であれば、濾過された空気が「前室⇒手術室」および「前室⇒廊下」に流れます（図10-B）。そのため、前室が結核菌で汚染されることはありません。後者では結核菌を含んだ空気が「手術室⇒前室」に流れ、廊下の空気が「廊下⇒前室」に流れます（図10-C）。そのため前室は結核菌に汚染されるので、前室に入室する前にN95マスクを着用する必要があります。どちらであっても、手術室の空気の清浄度は保たれ、かつ、結核菌は廊下に流れ出ません。

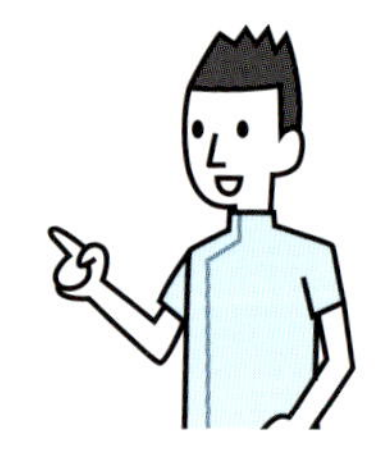

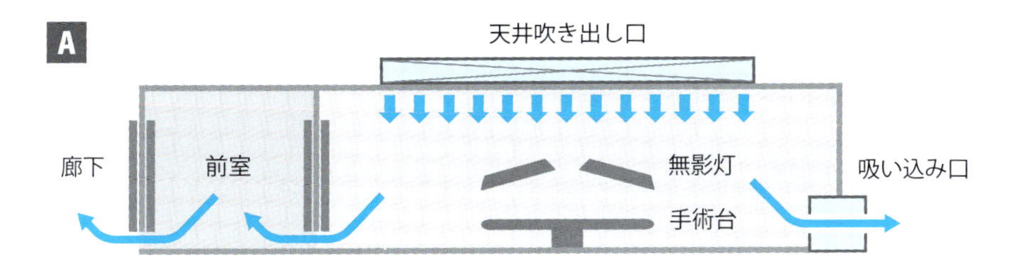

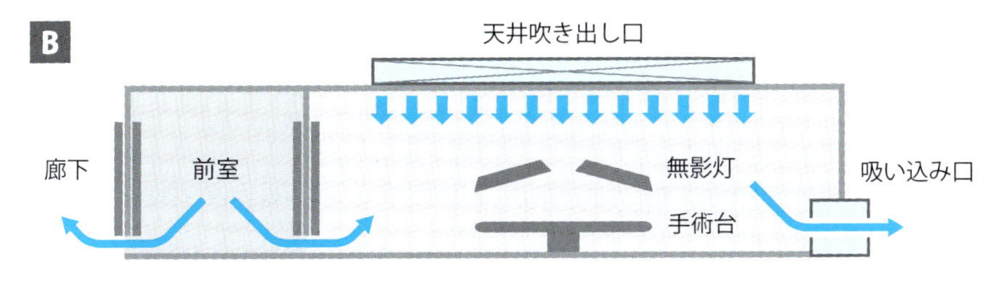

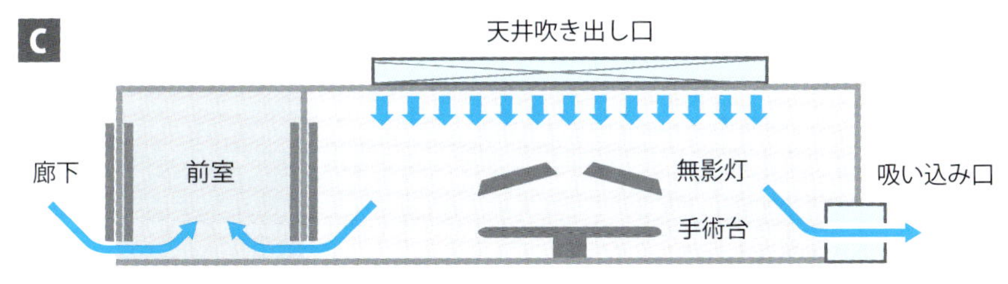

図10 前室のある手術室における結核患者の手術の空気流設定

Point

手術室に前室があるならば、前室の気圧を廊下および手術室よりも陽圧もしくは陰圧に設定する。

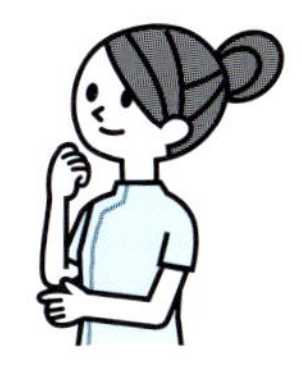

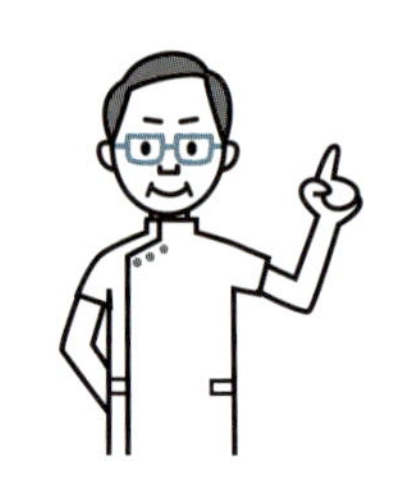

手術室に前室がなければ、手術室への扉は閉めておき、手術室と廊下の往来を最小にします。また、手術部区域でのスタッフや患者の数が少ない時間帯に手術を予定したり、空気汚染の除去に必要な時間を最大にするために、その日の最後に手術したりします。手術室または周辺区域に空気清浄システム（紫外線殺菌照射装置など）を設置することも一つの手段です。人工呼吸器や麻酔器の呼吸回路の呼気側に細菌フィルタを設置することも考慮します[1)]。

Point

手術室に前室がなければ、手術部区域でのスタッフや患者の数が少ない時間帯に手術を予定したり、空気汚染の除去に必要な時間を最大にするために、その日の最後に手術したりする。

患者より発生する感染性飛沫核からスタッフを守るために、手術室内のスタッフはN95マスクを着用します。このとき、手術が長時間になるということで、呼吸を楽にするために弁付きまたは陽圧の呼吸用マスクを用いることは不適切です。これらを使用すれば、手術野を汚染させることになるからです[1)]。

Point

手術室内のスタッフはN95マスクを着用するが、弁付きまたは陽圧のマスクは用いない。

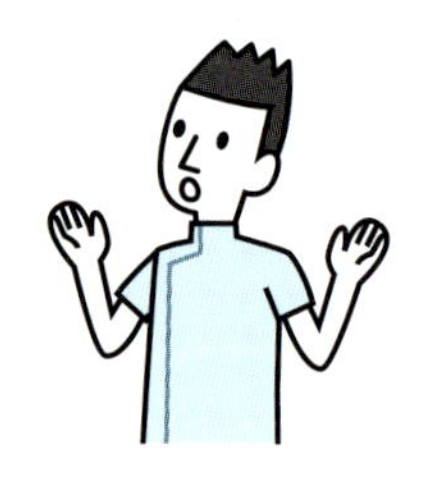

2 飛沫予防策が必要な患者

飛沫予防策が必要な感染症の代表はインフルエンザです。ここでは、インフルエンザ患者の手術について解説します。

インフルエンザに罹患して、発熱などの臨床症状のある患者の手術は極力避けますが、腸管穿孔や交通事故といった回避不能な状況が発生することもあります。このとき、インフルエンザ患者が周辺にウイルスを排出する期間はどの程度かを知っていると大変役立ちます。

インフルエンザ発症の1～2日前より、ウイルスの排出がみられますが、有症状の時期に比較してウイルス量は相当少ないことが知られています[2)]。健康な人へインフルエンザウイルスを実験的に曝露させると、曝露後半日～1日でウイルスが排出されるようになり、2日目にピークとなり、その後は急速に減少します[3)]。排出期間の平均は4.8日間であり、6～7日目で排出はなくなりますが、一部の症例では10日目まで排出することがあります。小児、高齢者、慢性疾患患者や免疫不全患者では排出期間は長くなります[4)]。発症して4日目までにオセルタミビル（タミフル®）を内服した人ではウイルス量は著しく減少します。

Point

正常免疫の成人と比較すると、小児、高齢者、慢性疾患患者、免疫不全患者ではインフルエンザウイルスの排出期間は長くなる。

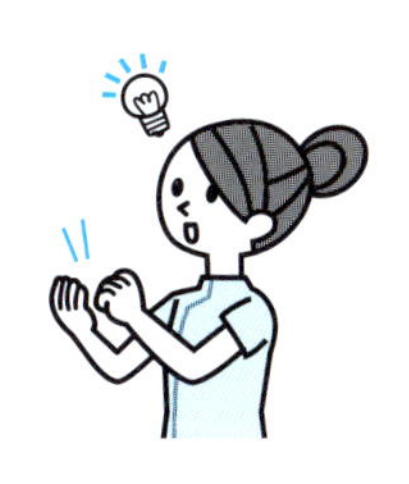

インフルエンザウイルスは飛沫感染します。空気感染しません。そのため、手術室が陽圧であっても、廊下などの周辺環境にウイルスが拡散してゆくことはありません。換気不十分な閉鎖空間ではインフルエンザウイルスは効率よく伝播しますが[5]、手術室では換気回数が多いので飛沫予防策のみで対処できます。手術中は術者や麻酔科医はサージカルマスクを着用しています。そして、濾過された空気が天井から垂直方向に流れ、患者の飛沫はすぐに薄められます。そのため、通常の環境対策で手術して構いません。ただし、手術に立ち会ったスタッフは以後の体調に注意し、発熱などがみられた場合にはインフルエンザ検査などを実施することが適切です。

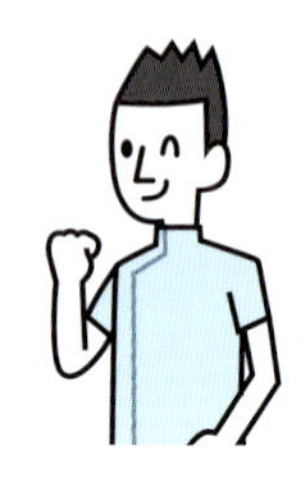

Point

インフルエンザ患者の手術は通常の環境対策で行う。

3 接触予防策が必要な患者

接触予防策が必要な病原体にはノロウイルス、クロストリディオイデス・ディフィシル、多剤耐性菌などがあります。

ノロウイルスは糞便中に排出されますが、嘔吐物でも検出されます。ウイルス排出のピークは感染後2～5日目ですが（ピーク時のウイルス量は糞便1g 当たり約1,000億個となる）、感染後4週間はウイルスが糞便中に検出されます[6]。

ノロウイルス感染症に罹患している患者は、嘔吐や下痢が消失するまで手術を延期するのが望ましいのですが、何らかの緊急手術などで延期ができない場合もあります。基本的に経口感染するので、ノロウイルス患者に触れた手指をスタッフが自分の口に入れない限り感染することはありません。

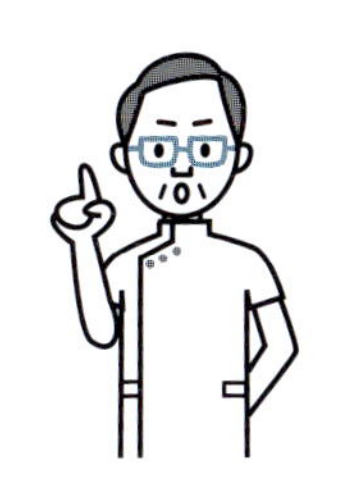

ノロウイルス感染症の患者が嘔吐した場合には注意が必要です。嘔吐物に含まれているノロウイルスがエアロゾル化することがあるからです[7)]。しかし、手術室では換気回数が多く、空気中のエアロゾルは急速に薄められてしまうので、サージカルマスクを着用していれば感染することはありません。結核菌のように陽圧の手術室から廊下に病原体が流れ出て、周辺環境にいる人に伝播することもありません。そのような伝播経路による手術室でのアウトブレイクの報告はありません。もちろん、嘔吐物は迅速に除去し、環境表面を次亜塩素酸ナトリウム溶液にて消毒する必要はあります。

Point

ノロウイルス感染症の患者の手術は通常の環境対策で行う。

クロストリディオイデス・ディフィシル感染症の患者は、下痢や発熱などの症状が治まるまで手術を延期するのが望ましいのですが、巨大結腸症などで緊急に手術が必要なことがあります。このような場合でも、通常の環境対策で手術して構いません。クロストリディオイデス・ディフィシルは空気伝播することはありません。そのため、結核のような特殊な対応は必要ないのです。

多剤耐性緑膿菌、カルバペネマーゼ産生腸内細菌科細菌、バンコマイシン耐性腸球菌などの多剤耐性菌を保菌／発症している患者の手術も、通常の環境対策で対応します。

Point

クロストリディオイデス・ディフィシルや多剤耐性菌に感染している患者の手術も通常の環境対策で対応する。

② 隔離を要する患者の病室外への搬送

1 空気予防策が必要な患者

結核、水痘、麻疹などに罹患していて、空気予防策が必要な患者を病室外に搬送することは、医学的に必要な目的に限定します。やむを得ず、空気感染隔離室の外に搬送する必要がある場合は、患者にはサージカルマスクを着用させ、咳エチケットをするように教育します。「水痘による皮膚病変」または「排膿している結核皮膚病変」のある患者については、皮膚病変の病原体のエアロゾル化または接触を防ぐために、感染部位を覆います。空気予防策の患者を搬送する医療従事者は、患者がサージカルマスクを着用していて、皮膚病変が覆われていれば、N95マスクやサージカルマスクを着用する必要はありません[8)]。

Point

空気予防策が必要な患者の搬送では、患者にサージカルマスクを着用させ、咳エチケットしてもらう。水痘や結核の皮膚病変があれば、覆うようにする。

Column 空気感染隔離室

空気感染隔離室（AIIR：Airborne Infection Isolation Room）は、空気感染する感染症（結核、水痘、麻疹）の患者（疑いを含む）を隔離するために用いられる個室病室です。空気が室外に流れ出ないように、下記のような条件を満たさなければなりません[8)]。

- 病室内を陰圧とする（空気流はドアの下の隙間から病室に流れ込む）。
- 患者が入室している間はスモークチューブ（煙に似た化学的エアロゾルを作り出す器具）などで毎日陰圧であることを確認する。
- 1時間に6～12回の換気がなされる。
- 空気は病室から建物の外部に直接排気されるか、病室に戻る前にHEPAフィルタで濾過されてから再循環される。
- バスとトイレが設置される。

2 飛沫予防策が必要な患者

インフルエンザ、風疹、ムンプスなどに罹患していて、飛沫予防策が必要な患者を病室外に搬送することは、医学的に必要な目的に限定します。やむを得ず、病室外に搬送する必要がある場合は、患者にはサージカルマスクを着用させ、咳エチケットをするように教育します。患者がサージカルマスクを適切に着用しているならば、飛沫予防策の患者を搬送する医療従事者は、必ずしもサージカルマスクを着用するは必要はありません[1]。

Point

飛沫予防策が必要な患者の搬送では、患者にサージカルマスクを着用させ、咳エチケットをしてもらう。

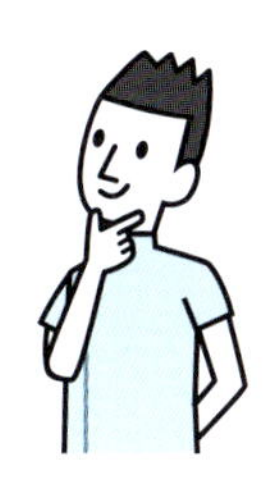

3 接触予防策が必要な患者

クロストリディオイデス・ディフィシル感染症や角化型疥癬などに罹患していて、接触予防策が必要な患者を病室外に搬送することは、医学的に必要な目的に限定します。やむを得ず、病室外に搬送する必要がある場合は、患者の体の感染部位や保菌部位が包まれて覆われていることを確認します。そして、搬送する前には、汚染された個人防護具は廃棄し、手指衛生を行います。搬送先で患者を取り扱う場合には清潔な個人防護具を着用します[1]。

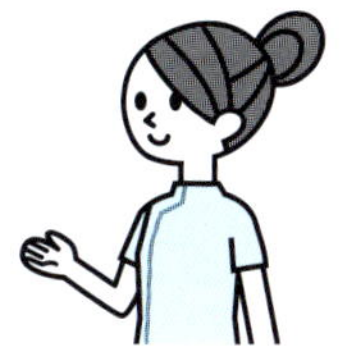

多剤耐性緑膿菌、カルバペネマーゼ産生腸内細菌科細菌、バンコマイシン耐性腸球菌などの多剤耐性菌を保菌／発症している患者を病室外や他院に搬送する場合は、接触予防策が必要な患者の搬送法に準拠します[1)]。

Point

接触予防策が必要な患者の搬送では、患者の体の感染部位や保菌部位が包まれて覆われていることを確認する。

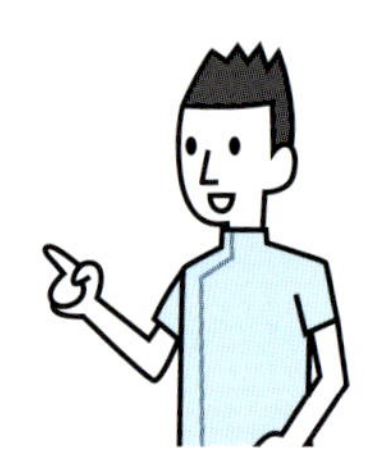

Reference

1) CDC：Guidelines for preventing the transmission of *Mycobacterium tuberculosis* in health-care settings, 2005.
https://www.cdc.gov/mmwr/PDF/rr/rr5417.pdf
2) World Health Organization Writing Group, Bell D, et al：Non-pharmaceutical interventions for pandemic influenza, international measures. Emerg Infect Dis 12(1)：81-87, 2006
3) Carrat F, et al：Time lines of infection and disease in human influenza: a review of volunteer challenge studies. Am J Epidemiol 167(7)：775-785, 2008
4) Leekha S, et al：Duration of influenza A virus shedding in hospitalized patients and implications for infection control. Infect Control Hosp Epidemiol 28(9)：1071-1076, 2007
5) Moser MR, et al：An outbreak of influenza aboard a commercial airliner. Am J Epidemiol 110(1)：1-6, 1979
6) CDC：Updated norovirus outbreak management and disease prevention guidelines.
http://www.cdc.gov/mmwr/pdf/rr/rr6003.pdf
7) Marks PJ, et al：Evidence for airborne transmission of Norwalk-like virus (NLV) in a hotel restaurant. Epidemiol Infect 124(3)：481-487, 2000
8) CDC：Guideline for isolation precautions：Preventing transmission of infectious agents in healthcare settings.
https://www.cdc.gov/infectioncontrol/pdf/guidelines/isolation-guidelines.pdf

第4章

手術部位感染の予防策

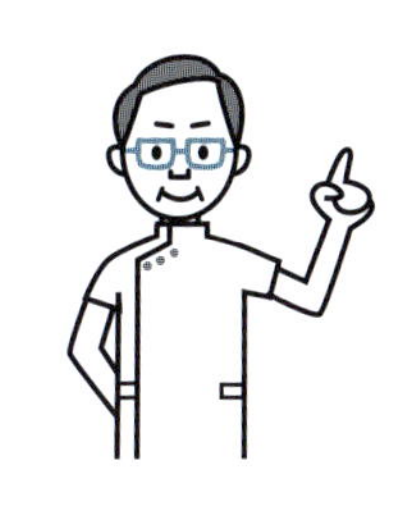

手術部位感染（SSI：Surgical Site Infection）をゼロにすることはできません。しかし、SSIの発生頻度を可能な限り減らす努力は必要です。SSIを予防するための感染対策について、米国疾病管理予防センター（CDC：Centers for Disease Control and Prevention）や世界保健機関（WHO：World Health Organization）など数多くの機関がガイドラインを公開しています。ここではSSIの分類と手術創の汚染レベルを解説するとともに、SSI予防策について各ガイドラインを比較してゆきます。

① 手術部位感染の分類と手術創の汚染レベル

SSIは「切開部SSI」と「臓器／体腔SSI」に分類されます。「切開部SSI」は皮膚と皮下組織に限局する「表層切開部SSI」とさらに深部の軟部組織を含む「深層切開部SSI」に分類されます。「臓器／体腔SSI」は手術中に切開または操作の加わった、体壁以外のすべての解剖学的構造物（臓器や体腔など）を含みま

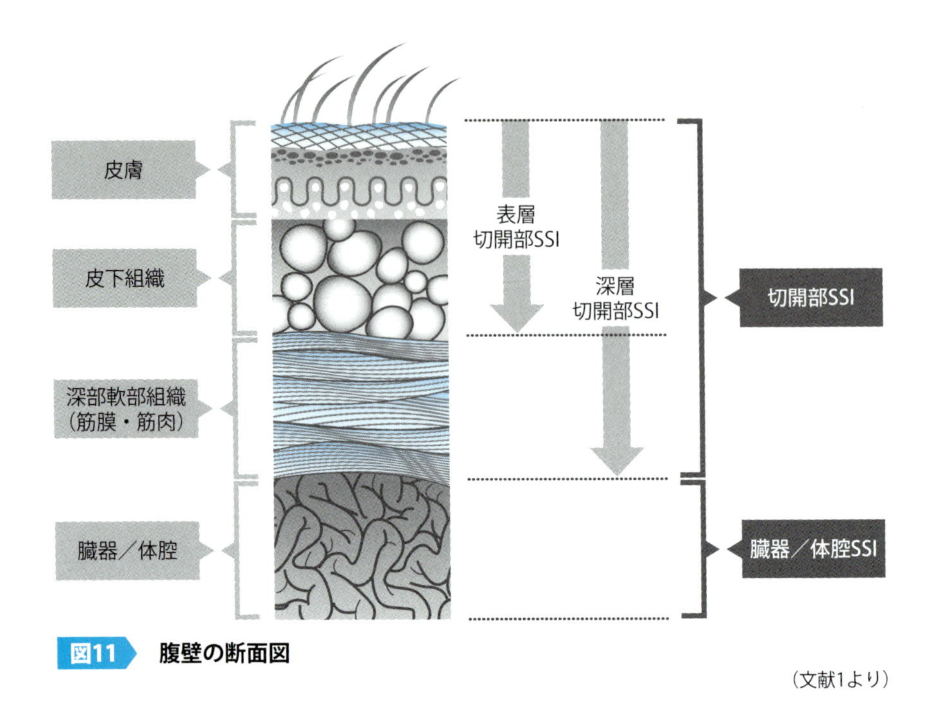

図11　腹壁の断面図

（文献1より）

す（図11）。例えば、虫垂摘出後、横隔膜下膿瘍を発症した患者では、感染は腹腔内の特定の部位にある「臓器／体腔 SSI」として報告されます[1]。

Point

SSI は「切開部 SSI」と「臓器／体腔 SSI」に分類される。前者には「表層切開部 SSI」と「深層切開部 SSI」がある。

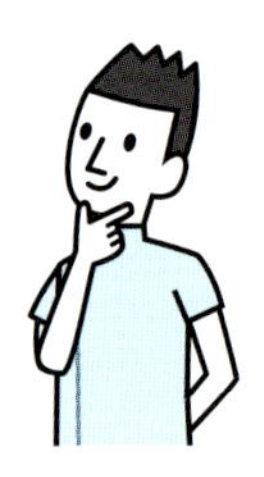

表4　手術創の分類

class Ⅰ／清潔 (Clean)	炎症がなく、気道・消化器・生殖器・尿路に到達しない非感染手術創。基本的には閉鎖されており、必要に応じて閉鎖式ドレナージで排膿される。非貫通性外傷後の手術切開創はこのカテゴリーに含まれる。
class Ⅱ／準清潔 (Clean-Contaminated)	管理された状態で気道・消化器・生殖器・尿路に達した、異常な汚染のない手術創。感染のエビデンスがなく、手技的に大きな破綻がなければ、胆道、虫垂、膣、中咽頭を巻き込んだ手術はこのカテゴリーに含まれる。
class Ⅲ／不潔 (Contaminated)	偶発的新鮮開放創。無菌手技に重大な破綻のある手術創(開胸心臓マッサージなど)、あるいは胃・腸管からの著しい腸液の漏れ、内部に非化膿性の急性炎症のある切開創はこのカテゴリーに含まれる。
class Ⅳ／汚染—感染 (Dirty-Infected)	壊死組織が残る古い外傷、もしくは、感染状態または内臓穿孔のある古い外傷。この定義は手術後感染を引き起こす病原体が手術前にすでに手術部位に存在していたことを示している。

（文献1より）

手術創も汚染のレベルによって、「清潔（Clean）」「準清潔（Clean-Contaminated）」「不潔（Contaminated）」「汚染—感染（Dirty-Infected）」に分類されます（表4）[1]。「清潔」は炎症がなく、気道・消化器・生殖器・尿路に到達しない非感染手術創です。「準清潔」は管理された状態で気道・消化器・生殖器・尿路に達した、異常な汚染のない手術創です。「不潔」は偶発的新鮮開放創であり、「汚染—感染」は壊死組織が残る古い外傷、もしくは、感染状態または内臓穿孔のある古い外傷のことです。

Point

手術創は汚染のレベルによって、「清潔（Clean）」「準清潔（Clean-Contaminated）」「不潔（Contaminated）」「汚染—感染（Dirty-Infected）」に分類される。

❷ コンセンサスの得られた手術部位感染の予防策

1 手術時手洗い

過去には手術スタッフに、手術前にブラシを使った10分間の手洗いが求められていました。しかし、これによって皮膚が損傷し、結果的に手から脱落する細菌を多くしたのです。アルコール手指消毒薬を用いるならば、ブラシを用いなくても手術スタッフの手の細菌数を十分に減らすことができるのです[2)]。また、5分間の手洗いでも10分間と同じくらい効果的に細菌数を少なくしたという報告がありますし、2～3分間の手洗いでも十分であるとする報告もあります。

したがって、普通の石鹸と水道水（流水）で手洗いをした後に、アルコール手指消毒薬を指先から腕まで十分に塗布するのが適切な手術時手洗いとなります。この場合のアルコール手指消毒薬は、クロルヘキシジンなどの持続活性のある消毒薬を含んだ製剤でなければなりません。アルコールは持続活性がないので、単独製剤を用いると手袋の中で細菌が増殖してしまうからです。

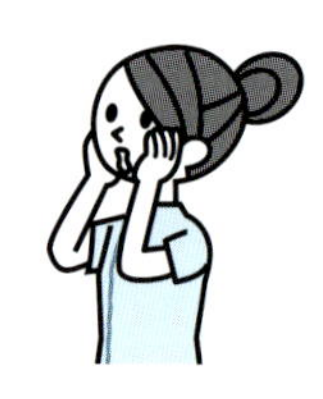

Point

手術時手洗いでは、石鹸と水道水（流水）で手洗いをした後に、クロルヘキシジンなどを含有したアルコール手指消毒薬を指先から腕まで十分に塗布する。

アルコール手指消毒の前に石鹸と流水の手洗いをする目的は、手指に付着している細菌芽胞を除去するためです。そのため、複数の手術を連続して行う医師や看護師であっても、初回の石鹸と流水の手洗いをすれば、以降は手術と手術の間にアルコール手指消毒のみを実施すればよいのです。「石鹸と流水の手洗い」と「アルコールによる手指消毒」を繰り返すことは手荒れの原因になるからです。

手洗いで細菌芽胞が洗い流されていれば、アルコール消毒前の手洗いが皮膚細菌叢を追加的に減少させるとするデータはありません。また、アルコール消毒前に手が完全に乾燥していなければ、アルコールの活性は減少してしまいます。したがって、手術が連続する場合には「石鹸と流水の手洗い➡アルコール手指消毒➡【手術】➡アルコール手指消毒➡【手術】➡アルコール手指消毒➡【手術】」となります（図12）[3]。もちろん、手指が血液や体液などで汚染された場合には、石鹸と流水にて手洗いします。

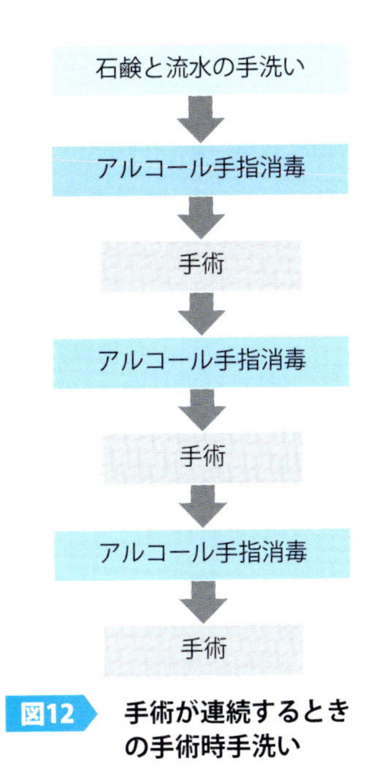

図12 手術が連続するときの手術時手洗い

Point

手術が連続する場合には「石鹸と流水の手洗い➡アルコール手指消毒➡【手術】➡アルコール手指消毒➡【手術】➡アルコール手指消毒➡【手術】」を行う。毎回、石鹸と流水の手洗いをする必要はない。

2 禁煙

手術が予定されている人には禁煙が強く推奨されます。喫煙すると血管が収縮し、組織の血液量が減少するからです。その結果、組織の酸素濃度も低下することになります。また、組織の血液量が減少すれば、栄養も行き届かなくなり、免疫も低下してしまいます。実際、周術期の患者の喫煙は重大な問題を引き起こしています。待機的手術の患者では、喫煙によって院内死亡率が20%増加し、周術期の合併症が40%増加します。喫煙を続ければ、ほとんどすべての外科的合併症が増加します[4]。このようなことから、手術前の禁煙はSSIを予防するための必須の対策といえます。米国外科学会＆米国外科感染症学会（ACS&SIS：American College of Surgeons and Surgical Infection Society）[5]は手術の4～6週間前の禁煙を推奨しています。小児の患者では親に禁煙してもらうか、たばこの煙に曝露するような環境から術前に小児を避難させることが大切です[4]。電子たばこも止めることが専門家でのコンセンサスとなっています。

Point

喫煙者には手術の4～6週間前には禁煙させる。電子たばこも止める。

Point

小児の患者では親に禁煙してもらうか、たばこの煙に曝露するような環境から術前に小児を避難させる。

それでは、禁煙の効果を得るための術前の禁煙期間は最短でどの程度なのでしょうか？「手術の8週間以上前から禁煙する」と「現在も喫煙している」を比較すると、呼吸器合併症（治療を要する気管支痙攣、気管支鏡や補助換気を要する無気肺、肺感染症、胸水、気胸、肺気腫、肺血栓、急性呼吸窮迫症候群、呼吸不全や停止、再挿管および再換気、気管切開など）は50％近く減少します。「手術の4週間以上前から禁煙する」と「現在も喫煙している」を比較すると、呼吸合併症は25％近く減少します。しかし、「手術の2～4週間前から禁煙する」と「現在も喫煙している」を比較しても、呼吸器合併症が減少することはありませんでした。創傷治癒の障害については、禁煙の有益性は禁煙してから3～4週間後に明らかとなっています[4]。

Point

手術の4週間以上前から禁煙すると感染対策上有効である。

それでは手術までの時間が4週間未満になってしまったら、禁煙指導の意味はないのでしょうか？　実は、周術期の禁煙は手術のタイミングにかかわらず、最終的な禁煙率を引き上げることが知られています。すなわち、周術期の禁煙教育は禁煙の機会を与えてくれるのです。したがって、手術の時期に関係なく、術前の禁煙は推奨されます[4)]。

Point

手術までの時間が4週間未満になったとしても、禁煙してもらう。

3 手術野の皮膚消毒

手術野の皮膚消毒ではアルコールベースの消毒薬を用いることが推奨されます[5,6)]。米国外科学会 & 米国外科感染症学会（ACS&SIS：American College of Surgeons and Surgical Infection Society）[5)] はアルコール溶液であれば、明らかに優位な消毒薬（クロルヘキシジン含有 vs ヨード含有）はないとしています。一方、WHO[7)] はクロルヘキシジン含有のアルコール溶液を推奨しています。

アルコールは可燃性なので、皮膚を通した電気透熱療法（超短波・超音波・電流などで温める方法）が使用されると、アルコール溶液が発火する可能性があります。それゆえ、蒸発させて乾燥させる必要があります。また、ドレープがアルコール溶液でずぶ濡れにならないことや、アルコール溶液が手術患者の下に溜まっていないことを確認することも大切です[7)]。

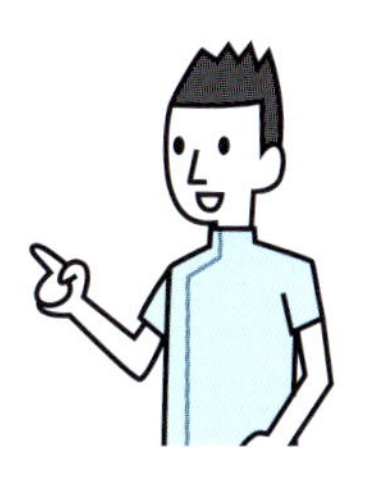

Point

手術野の皮膚消毒ではアルコールベースの消毒薬が推奨されるが、発火させない対応を徹底しなければならない。

③ 議論の多い手術部位感染の予防策

CDCやWHOなど複数の機関がSSI対策のガイドラインを公開していますが、勧告の内容が多少異なっています（表5）。それについて解説します。

表5　SSIガイドラインの比較

	ASHP 2013[8]	SHEA 2014[9]	WHO 2016[7]	ACS&SIS 2017[5]	CDC 2017[6]
予防抗菌薬の投与開始のタイミング	切開前の1時間以内*	切開前の1時間以内*	切開前の2時間以内	切開前の1時間以内*	指定できない
閉創後の予防抗菌薬	閉創後24時間まで	閉創後24時間まで	投与しない	投与しない	投与しない
血糖コントロール	記載なし	180m/dL未満	示されず	110～150 mg/dL	200mg/dL未満
HbA1C	記載なし	7%未満	記載なし	関係なし	勧告なし
抗菌縫合糸	記載なし	推奨しない	推奨	推奨	推奨
腸管前処置	推奨	推奨	推奨	推奨	記載なし
手術中の創部消毒	記載なし	推奨	推奨	記載なし	推奨

＊　バンコマイシンとフルオロキノロン系は切開前の2時間以内

1 予防抗菌薬

予防抗菌薬については、「開始のタイミング」と「追加投与のタイミング」について議論のあるところです。米国医療薬剤師会（ASHP：American Society of Health-System Pharmacists）[8]、米国医療疫学学会（SHEA：Society for Healthcare Epidemiology of America）[9]、ACS&SIS[5]は、予防抗菌薬は皮膚切開前の1時間以内に投与を開始するとし、バンコマイシンとフルオロキノロン系については切開前の2時間以内に投与を開始するとしています。WHO[7]は切開前の2時間以内に予防抗菌薬を投与するとしていますが、短い半減期の抗菌薬（セファゾリンやペニシリンなど）では切開に近いタイミング（60分未満）で投与することを促しています。そして、バンコマイシンとフルオロキノロン系については1～2時間以上かけて投与するように注意しています。CDC[6]は、予防抗菌薬は切開が行われる時点で、血液および組織での抗菌薬の殺菌濃度が確保されるようなタイミングで投与するが、抗菌薬を投与するタイミングについてのさらなる細かい指定はできないとしています。

Point

予防抗菌薬は皮膚切開前の1時間以内に投与を開始する。バンコマイシンとフルオロキノロン系については切開前の2時間以内に投与を開始する。

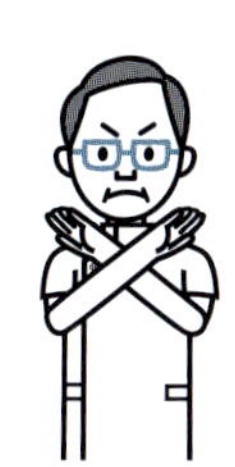

予防抗菌薬の追加投与については、ASHP[8]とSHEA[9]は閉創してから24時間まで投与可能とし、24時間以上経過したら追加投与はしないとしていました。しかし、WHO[7]は2016年のガイドラインに予防抗菌薬について「手術部位が手術中の汚染に曝露する前に、抗菌薬を投与することによって、SSIを防ぐことである。予防抗菌薬は手術後の汚染によって引き起こされるSSIの予防を目的としない」と記述し、閉創後は抗菌薬を投与しないとしました。これ以降、ACS&SIS[5]およびCDC[6]も同様の勧告を行い、閉創後は予防抗菌薬の追加投与はしないとしています。

日本化学療法学会／日本外科感染症学会合同の『術後感染予防抗菌薬適正使用のための実践ガイドライン』[10]では予防抗菌薬の投与期間は「術後24時間以内」という考え方を示しています。日本では「欧米では一般的でない侵襲度の高い手術」や「欧米では実施されていない手術」が行われています。現時点では、それらの手術でのエビデンスがないので、閉創後に投与しないことを一律に推奨することは避けられています。今後のエビデンス次第では、日本でも閉創後に予防抗菌薬を追加投与しないことになるかもしれません。

Point

閉創後は予防抗菌薬の追加投与はしない方向性はあるが、日本でのエビデンスは必要である。

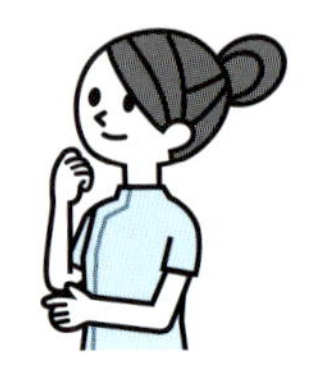

2 周術期の血糖コントロール

血糖のコントロールはSSIの低減に向けての重要な対策ですが、血糖の目標値はガイドラインによって微妙に異なっています。SHEA[9]は糖尿病の有無にかかわらず、血糖は180mg/dL未満とし、HbA1cも7%未満にするように勧告しています。ACS&SIS[5]は糖尿病の有無にかかわらず、すべての患者において周術期の血糖を110～150mg/dL（心臓手術については180mg/dL未満）にするように勧告し、110mg/dL未満は有害事象や低血糖を増加させ、SSIを減少させないため推奨しないとしました。このガイドラインでは、周術期の血糖コントロールは長期よりも短期の方が重要であるということで、HbA1cについては目標値を設定していません。CDC[6]は糖尿病の有無にかかわらず、血糖の目標レベルを200mg/dL未満にすることを推奨しています。

Point

糖尿病の有無にかかわらず、血糖をコントロールする。

3 抗菌縫合糸

抗菌縫合糸の使用については、過去のガイドラインではSSIを減らすために抗菌縫合糸を使用することを推奨していませんでした[9]。しかし、現在はその使用を支持する相当数のエビデンスがあり、2016年以降のガイドラインではトリクロサンコーティング縫合糸を使用することを推奨しています[5-7]。WHO[7]は手術のタイプにかかわらず推奨し、ACS&SIS[5]は清潔および準清潔の腹部症例に推奨しています。CDC[6]もまた、SSI予防のためにトリクロサンコーティング縫合糸の使用を考慮に入れるべきとしています。

Point

トリクロサンコーティング縫合糸の使用は推奨される。

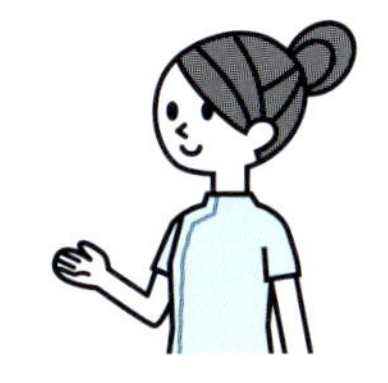

4 腸管前処置

腸管前処置の目的は、腸管内の細菌を減らすことによって、SSI・縫合不全・クロストリディオイデス・ディフィシル感染症・術後イレウスを減少させることです。英国国立医療技術評価機構（NICE：National Institute for Health and Clinical Excellence）は欧州静脈経腸栄養学会（ESPEN：European Society for Clinical Nutrition and Metabolism）の術後回復強化（ERAS：Enhanced Recovery After Surgery）の影響を受けており、腸管前処置について推奨していません[11]。しかし、ASHP[8]、SHEA[9]、WHO[7]は腸管前処置を推奨しており、ACS&SIS[5]もすべての待機的大腸切除術に推奨するとしています。腸管前処置では「機械的処置［クエン酸マグネシウム（マグコロール®P）など］および経口抗菌薬（カナマイシン＋メトロニダゾールなど）」の併用が行われています。

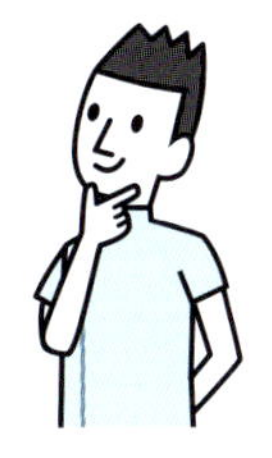

Point

英国では腸管前処置は推奨されていないが、米国の学会や WHO のガイドラインでは推奨されている。この場合、「機械的処置＋経口抗菌薬」による腸管前処置が行われる。

5 創部の消毒

消毒薬による創部の消毒については、ガイドラインによって推奨が異なっています。NICE[11] は創部消毒を推奨していませんが、SHEA[9] は希釈したポビドンヨードによる創部消毒によって SSI が減少するとし、消毒薬による洗浄を推奨しています。WHO[7] および CDC[6] も消毒薬による洗浄を推奨しています。ポビドンヨードを創部に適用することによって毒性が発生するのではないかという危惧について、CDC[6] は「3件の高レベルのエビデンス[12-14] はヨードの毒性の危険性は高くないことを示している」「2件の研究からの中等度レベルのエビデンス[12,15] でも創部治癒の問題はない」とガイドラインに記述しています。

それでは、ポビドンヨードの濃度はどのようにしたらよいのでしょうか？これについては報告によって様々であり、0.13%[16]、0.35%[17]、1%[18]、3.5%[19] などの報告があります。

Point

創部の消毒が推奨される。消毒しても毒性や創部治癒の問題は発生しない。ポビドンヨードの濃度は報告によって様々である。

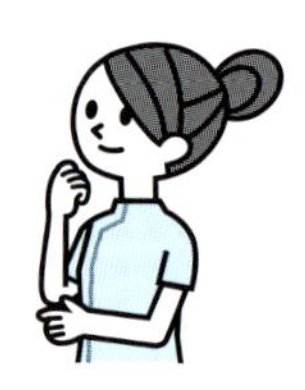

Reference

1）CDC：Guideline for prevention of surgical site infection, 1999.
https://www.cdc.gov/hai/pdfs/ssiguidelines.pdf
2）CDC：Guideline for hand hygiene in healthcare settings, 2002.
http://www.cdc.gov/mmwr/PDF/rr/rr5116.pdf
3）WHO：WHO Guidelines on hand hygiene in health care, 2009.
http://whqlibdoc.who.int/publications/2009/9789241597906_eng.pdf
4）Pierre S, et al：Guidelines on smoking management during the perioperative period. Anaesth Crit Care Pain Med 36(3)：195-200, 2017
5）Ban KA, et al ： American College of Surgeons and Surgical Infection Society：Surgical site infection guidelines, 2016 Update. J Am Coll Surg 224(1)：59-74, 2017
6）CDC：Guideline for the prevention of surgical site infection, 2017.
https://www.cdc.gov/infectioncontrol/guidelines/ssi/index.html
7）WHO：Global guidelines for the prevention of surgical site infection.
http://www.who.int/gpsc/global-guidelines-web.pdf
8）Bratzier DW, et al ； ASHP ； IDSA ； SIS ； SHEA ： Clinical practice guidelines for antimicrobial prophylaxis in surgery. Am J Health-Syst Pharm 70(3)：195-283, 2013
9）Anderson DJ, et al ： Strategies to prevent surgical site infections in acute care hospitals: 2014 update. Infect Control Hosp Epidemiol 35(6)：605-627. 2014
10）日本化学療法学会／日本外科感染症学会術後感染予防抗菌薬適正使用に関するガイドライン作成委員会：術後感染予防抗菌薬適正使用のための実践ガイドライン，公益社団法人日本化学療法学会／一般社団法人日本外科感染症学会，東京，2016
http://www.chemotherapy.or.jp/guideline/jyutsugo_shiyou_jissen.pdf
11）NICE：Surgical site infection: Prevention and treatment of surgical site infection, 2008.
https://www.nice.org.uk/guidance/cg74/evidence/full-guideline-242005933
12）Rogers DM, et al：Povidone-iodine wound irrigation and wound sepsis. Surg Gynecol Obstet 157(5)：426-430, 1983
13）Sindelar WF, et al ： Randomised trial of intraperitoneal irrigation with low molecular weight povidone-iodine solution to reduce intra-abdominal infectious complications. J Hosp Infect 6 (Suppl A)：103-114, 1985
14）Sindelar WF et al：Intraperitoneal irrigation with povidone-iodine solution for the prevention of intra-abdominal abscesses in the bacterially contaminated abdomen. Surg Gynecol Obstet 148(3)：409-411, 1979
15）Chang FY, et al：Can povidone-iodine solution be used safely in a spinal surgery? Eur Spine J 15 (6)：1005-1014, 2006
16）van Meurs SJ, et al：Selection of an optimal antiseptic solution for intraoperative irrigation: an in vitro study. J Bone Joint Surg Am 96(4)：285-291, 2014
17）Chang FY, et al：Can povidone-iodine solution be used safely in a spinal surgery? Eur Spine J 15 (6)：1005-1014, 2006
18）Johnson JN, et al：The effect of povidone-iodine irrigation on perineal wound healing following proctectomy for carcinoma. J Hosp Infect 6(Suppl A)：81-86, 1985
19）Cheng MT, et al：Efficacy of dilute betadine solution irrigation in the prevention of postoperative infection of spinal surgery. Spine (Phila Pa 1976) 30(15)：1689-1693, 2005

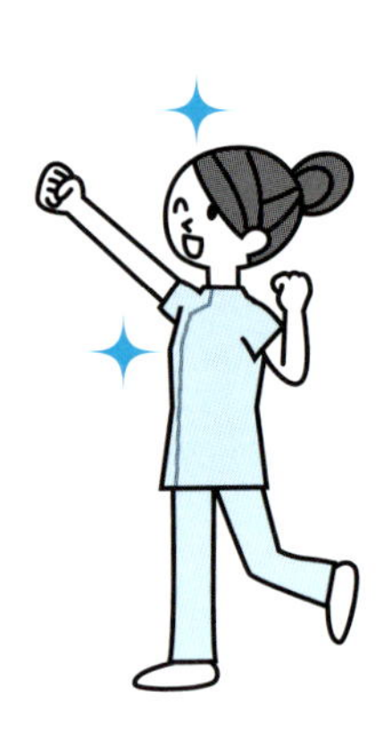

第5章

手術後の発熱

手術後数日の発熱のほとんどは感染症ではありません。その後は、日数の経過によって、手術部位感染（SSI：Surgical Site Infection）の可能性が増大します。しかし、SSI 以外の感染症も考慮しなければいけません。感染症以外の原因が発熱を引き起こしていることもあります。手術後の発熱の原因を推定するときは、手術からの経過日数が大変参考になります。

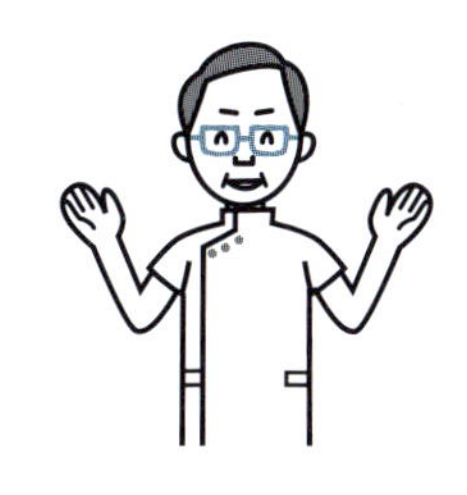

❶ 手術中〜手術後数日

手術室内もしくは手術後数時間以内に発熱がみられた場合、SSI の可能性はありません。手術中や手術直後の輸血や薬剤が原因であることが多いと知られています。もちろん、悪性高熱症も鑑別疾患に含まれます。

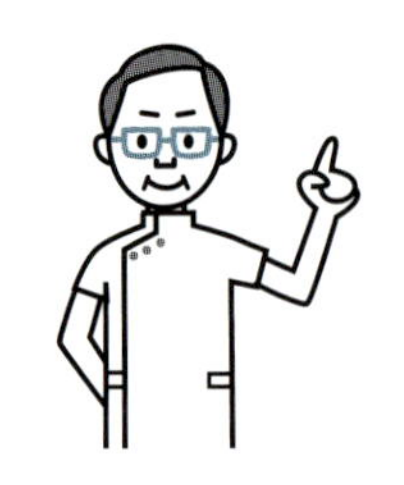

大きな手術後の最初の数日は、38℃以上の発熱がみられることはごく普通のことです。この場合、発熱の原因のほとんどが手術の炎症刺激によるものであり、自然に治癒します。手術による侵襲が大きくなれば、サイトカインの放出も多くなり、発熱の頻度も増加します[1]。

手術後早期の発熱患者のほとんどで、抗菌薬を投与する必要はありません。しかし、血行動態が不安定な患者は広域抗菌薬にてエンピリック（経験的）な治療をします。そして、感染源が同定されなければ、48時間で終了します。

Point

手術後早期の発熱患者のほとんどで、抗菌薬を投与する必要はない。

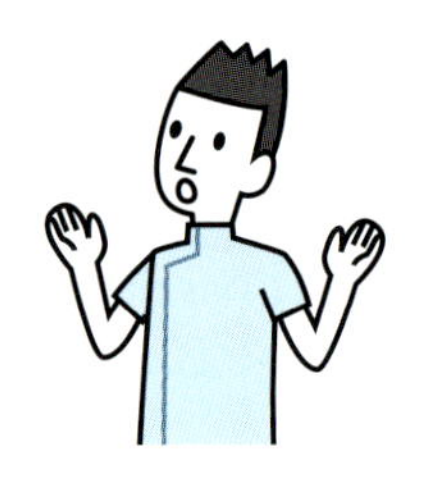

❷ 手術後1週間以内

SSIは手術後1週間以上を経過して発症することが多いので、手術後1週間以内の発熱がSSIによるものである可能性はほとんどありません。ただし、A群β溶血性連鎖球菌とウェルシュ菌［クロストリジウム・パーフリンゲンス（*Clostridium perfringens*）］は例外であり、これらは手術後数時間でも重篤なSSIを引き起こすことがあります。手術後1週間以内の発熱ではSSIよりも血管内カテーテルや尿道留置カテーテルによる感染症、院内肺炎（特に、人工呼吸器関連肺炎）などを考えます。経鼻胃管が挿入されている患者や咽頭反射が低下している患者では、胃内容物を肺に吸い込んで誤嚥性肺炎を合併することがあります。肺塞栓や膵炎なども鑑別疾患に含めます。痛風や心筋梗塞などがこの時期に発生して発熱することもあります。

Point

手術後1週間以内の発熱がSSIによるものである可能性はほとんどない。他の原因を追究する。

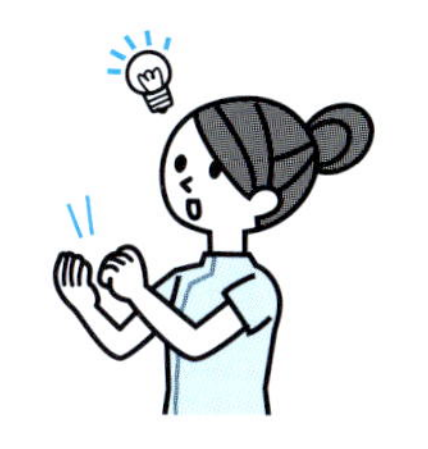

③ 手術後1週間以降

手術後1週間を経過してから発熱した場合は、SSIが原因である可能性が高くなりますが、その他の感染症や合併症も常に念頭に入れて対処します。血栓性静脈炎、深部静脈血栓症や肺塞栓でも発熱することがあります。血管内カテーテルや尿道留置カテーテルが挿入されている患者では、カテーテル関連感染症を合併することがあります。経鼻胃管が挿入されている患者では、細菌性鼻副鼻腔炎の可能性があります。クロストリディオイデス・ディフィシル感染症や薬剤反応でも発熱します。

Point

手術後1週間を経過してからの発熱は、SSIが原因である可能性が高くなる。しかし、他の原因のこともある。

④ 手術後1ヶ月以降

手術後1ヶ月以上を経過してからの発熱は、感染症によるものがほとんどです。人工関節のような人工物が埋め込まれている患者では、コアグラーゼ陰性ブドウ球菌などによるSSIの危険性が高まります。

Point

手術後1ヶ月以上を経過してからの発熱は、感染症によるものがほとんどである。

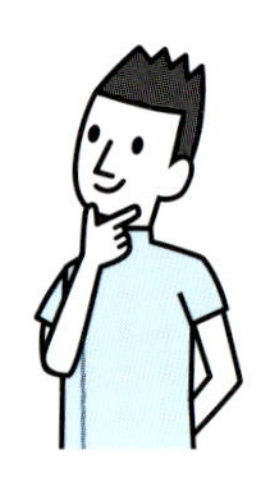

Reference

1) Dauleh MI, et al ： Open versus laparoscopic cholecystectomy：a comparison of postoperative temperature. J R Coll Surg Edinb 40(2)：116-118, 1995

第6章

手術部位感染の対応

手術部位感染（SSI：Surgical Site Infection）を防ぐための感染対策を徹底しても、SSIの発生を完全に防ぐことはできません。SSIが発生した場合、その後の適切な対応が必要です。

SSIの診断は臨床的に行います。症状は切開部分の局所の発赤、硬結、熱感、疼痛などです。創部の膿排出や創離開が発生することもあります。発熱や白血球増加のような全身的な反応がみられることもあります。壊死性筋膜炎は最も重篤な創部感染であり、致死的になるので、緊急手術が必要となります。

腸管穿孔や外傷によって、創部が不潔（Contaminated）になっていることがありますが、この場合は手術前より手術部位に病原体が存在しているという前提で対応します。

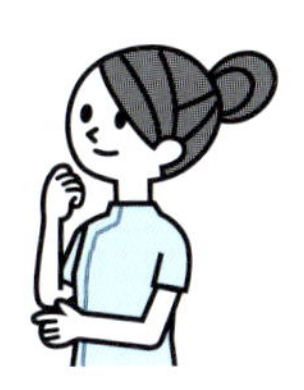

① 手術部位感染の発生時の対応

1 洗浄とデブリードマン

壊死組織、滲出液、血塊を除去するために、生理食塩水を満たしたシリンジを用いて、圧力を加えて洗浄します。生理食塩水は等張液であることと、正常な治癒過程に影響しないことから、洗浄に好まれています。自宅や救急現場での創部ケアでは水道水が用いられることもありますが、生理食塩水の方が良好な結果となっています[1)]。異物や壊死組織は治癒を遅延させたり、感染を引き起こしたりするので除去しなければなりません。壊死組織が除去され肉芽組織がみられたら、洗浄は終了します。

Point

壊死組織、滲出液、血塊を除去するために、生理食塩水を満たしたシリンジを用いて、圧力を加えた洗浄をする。

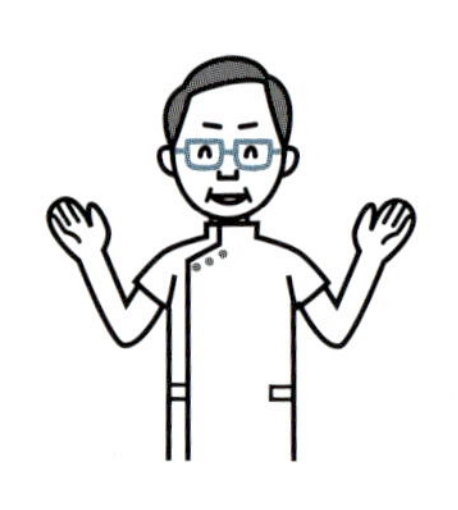

深い創部であればパッキングします。この場合、ガーゼを生理食塩水で濡らして創部内に入れ、乾燥したガーゼで覆います[2)]。創部内に入れたガーゼが乾燥する前に取り除くのですが、そのときに壊死組織も一緒に除去されるので、デブリードマンの役割をしてくれます。しかし、デブリードマンが必要なくなれば、ガーゼを止めて、肉芽組織や新しい上皮細胞の成長への阻害が少ないパッキング器材（ドレッシング）に切り替えます。ドレッシングは1日に3回交換し、創部の表面が肉芽組織で覆われるまで継続します。

Point

深い創部であればパッキングする。

2 創部ドレッシングと陰圧閉鎖療法

湿潤と温度を保つドレッシングは治癒を促進します[2)]。創部の体液は「再上皮化を促進し、自己融解デブリードマンを増進する組織成長因子」を含んでいるので、湿度を保つことは大切です。壊死組織が除去され、創部が肉芽化したら、これらのドレッシングの交換頻度を減らし、毎日もしくは隔日とします。これは治癒過程を妨げないようにするためです。

Point

創部の湿度を保つことは大切である。

陰圧閉鎖療法は清潔な肉芽の土台のある創部に利用できます。陰圧にすることは過剰な体液の蓄積を減らし、時間とともに、大きく複雑な創のサイズを減らします。陰圧閉鎖療法は頻回なガーゼ交換による刺激から患者の皮膚を守ることができます。陰圧閉鎖療法でのガーゼ交換は3〜5日間隔で十分です。

Point

陰圧閉鎖療法は有効である。この場合、ガーゼ交換は3〜5日間隔でよい。

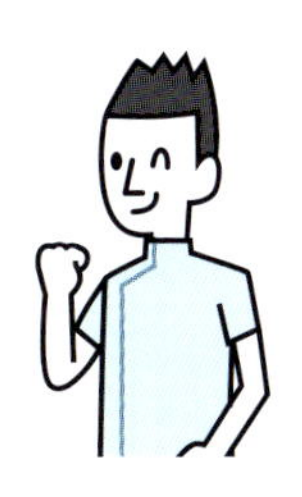

Column　陰圧閉鎖療法

陰圧閉鎖療法（NPWT：Negative Pressure Wound Therapy）は開放創の管理に用いられている補助療法であり、創部表面に陰圧を与えるものです。陰圧による直接的および間接的効果が期待されています。それには創部環境の安定化、血流の増加、創部の変形が含まれます。創部を変形させることによって、肉芽組織が活性化し、創部治癒を促進する細胞プロセスが強力に刺激されます。

陰圧閉鎖療法には伝統的な創傷管理よりも有利な点がいくつかあります。それには、創部ケアの単純化（ドレッシングの交換回数を減らし、ドレッシングの適合を容易にする）や創傷治癒の促進などが含まれます。しかし、創部に灌流障害があるならば陰圧閉鎖療法を使用すべきではありません。組織虚血を引き起こしたり増悪させたりするからです。その他の禁忌には「臓器、血管、人工血管が創部に存在する」「感染症（蜂窩織炎、骨髄炎など）が続いている」「創部に壊死組織がある」「創部に悪性腫瘍がある」「皮膚や組織が脆弱である」「粘着剤アレルギーがある」などがあります。陰圧閉鎖療法は褥瘡治療だけでなく、急性外傷やSSIの管理、慢性の難治性創傷などにも使われています。

3 抗菌薬

蜂窩織炎のみの創部感染であれば、開放ドレナージをせずに抗菌薬で治療できます。開放されている表層切開部SSIは抗菌薬なしで管理するのが通常です。重症の感染症（周辺組織への感染拡大や全身症状がある場合）では、エンピリックな治療として皮膚のグラム陽性菌および手術部位の細菌叢をカバーした広域抗菌薬を使用します。創部を培養しても、真の感染と保菌を区別することは難しいので判断に注意します。

Point

抗菌薬は状況に応じて使い分ける。創部を培養しても、真の感染と保菌を区別することは難しい。

② 不潔な手術創の対応

不潔（Contaminated）に分類される手術創には偶発的新鮮開放創などが含まれます（p53参照）。ここでは事故などによって外傷を受けた患者での対応について解説します。このとき、どのような状況で受傷したのかは大変重要なことです。陸上で受傷したか、海水や湖水の中で受傷したかで、感染症を引き起こす病原体が異なるからです。

Point

外傷患者は陸上で受傷したか、海水や湖水の中で受傷したかで対応が異なる。

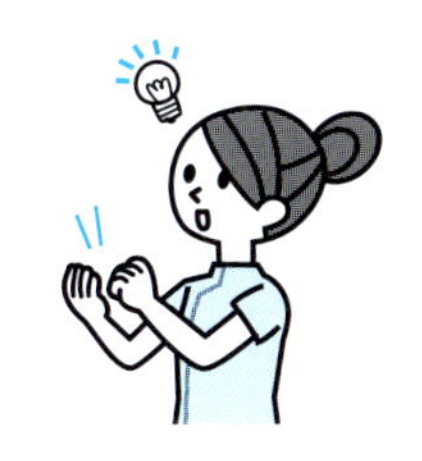

1 陸上での外傷

外傷の深達度と範囲は重要です。胸腔内や腹腔内にまで及んだ外傷なのか、骨に到達した外傷なのか、それとも皮下組織までの外傷なのかによって対応が異なります。ここでは骨折を伴った外傷での対応について解説します。この場合、骨髄炎を合併する危険性があり、合併すると治療に難渋するからです。

外傷後骨髄炎の病原体には皮膚細菌叢や土壌微生物があります。手術後の骨髄炎であれば、院内感染病原体が原因菌になることがあります。このような場合、黄色ブドウ球菌、コアグラーゼ陰性ブドウ球菌、好気性グラム陰性桿菌が最も頻度が高い原因菌です。その他には、腸球菌、嫌気性菌、真菌、抗酸菌も原因菌になりえます。

Point

外傷後に骨髄炎を合併した場合、頻度の高い原因菌は黄色ブドウ球菌、コアグラーゼ陰性ブドウ球菌、好気性グラム陰性桿菌である。

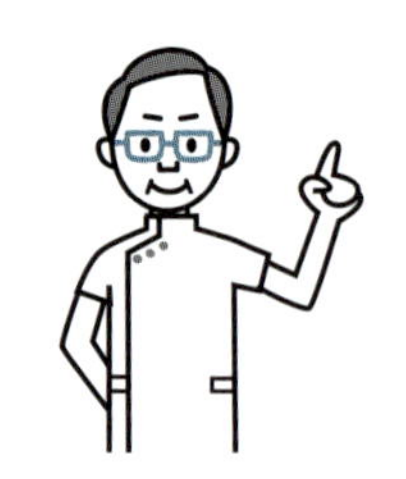

外傷後骨髄炎の症状は、骨折部位や閉創後の治癒の遅延などの影響を受けて様々です。発熱、局所の創部排膿、発赤、熱感、腫脹、疼痛がみられることもあります。脛骨は外傷後骨髄炎を引き起こしやすい骨であることが知られています。

骨折がみられた場合の初期治療は洗浄、デブリードマン、骨および体液の培養（好気性および嫌気性）、予防抗菌薬の投与などが実施されます。破傷風の予防も迅速に実施します。軟部組織感染および骨髄炎の危険性を減らすために、開放創がある場合には6時間以内に経静脈的に予防抗菌薬を投与します[3-6]。この場合、グラム陽性菌に有効な抗菌薬を選択します。軟部組織が広範にダメージを受けているような外傷では、グラム陰性菌もカバーします。糞便やクロストリジウム属による汚染のある状況（農場での外傷）では、大量ペニシリン治療を併用します。

Point

開放創がある場合には6時間以内に経静脈的に予防抗菌薬を投与する。また、外傷患者では破傷風の予防を忘れないようにする。

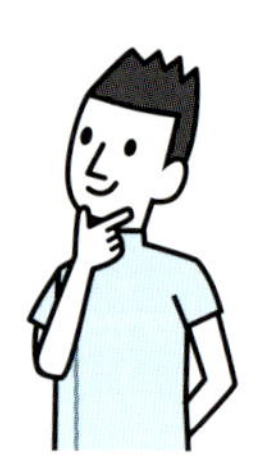

Column 破傷風の予防

破傷風への予防抗菌薬は有用ではなく、適切な免疫が重要です。能動免疫（±受動免疫）の必要性は創傷の状況と患者の免疫歴に左右されます。清潔創傷でもなく小さな創傷でもない人で、破傷風トキソイドの接種歴が0～2回または接種の既往がはっきりしない場合には、破傷風トキソイドと同時に破傷風免疫グロブリンも投与します（表6）。これはトキソイドの初期接種は免疫を誘導できず、免疫システムへ抗原刺激をするだけだからです。そのため、一時的な免疫を与えるために破傷風免疫グロブリンを投与するのです。これによって、トキソイドによる免疫反応が不十分であっても予防レベルの抗毒素を獲得できるのです[7]。

表6　創傷管理における破傷風トキソイドと破傷風免疫グロブリン

ワクチン接種歴	清潔創傷・小さな創傷		その他の創傷	
	破傷風トキソイド	破傷風免疫グロブリン	破傷風トキソイド	破傷風免疫グロブリン
不明または3回未満の接種	要接種	不要	要接種	投与
3回以上の接種	不要*	不要	不要**	不要

＊　最後の接種から10年以上が経過していれば→要接種
＊＊　最後の接種から5年以上が経過していれば→要接種

（文献7より）

グラム陽性菌にはセファゾリンを選択します。メチシリン耐性黄色ブドウ球菌（MRSA：Methicillin-Resistant *Staphylococcus aureus*）に感染する危険性のある患者ではバンコマイシンなどを併用します。グラム陰性菌をカバーする必要がある場合は、広域ペニシリン系や広域セファロスポリン系、アミノグリコシド系を用います。フルオロキノロン系は骨折の治癒に有害であり、軟部組織が広範に巻き込まれた開放骨折において単剤で用いると感染率が高くなります[3,8]。

予防抗菌薬は閉鎖骨折では外科的修復時に1回投与すれば十分です。開放骨折では24時間後に終了します。軟部組織が広範に巻き込まれた開放骨折では、72時間後に終了するか、軟部組織外傷が閉じられて1日以内に終了します。これ以上の投与期間は感染の危険性を減らすことはなく、むしろ耐性菌の増殖に有利に働きます[9)]。

Point

外傷後の予防抗菌薬の投与期間は長期にならないようにする。閉鎖骨折では外科的修復時に1回投与すれば十分である。開放骨折では24時間後に終了する。

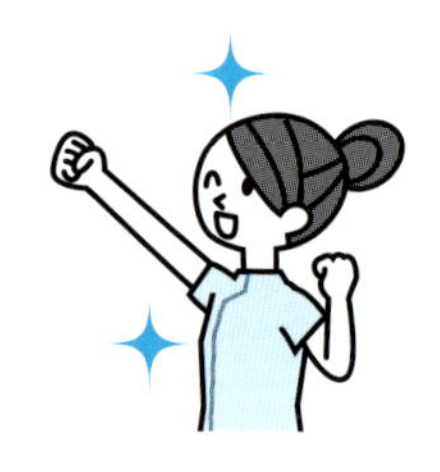

2 海水や湖水での外傷

海水や湖水などの水系環境での外傷（モーターボートに巻き込まれたなど）では軟部組織感染が発生することがあります。このとき最も頻度の高い病原体はエアロモナス属（*Aeromonas* spp.）、エドワードシエラ・タルダ（*Edwardsiella tarda*）、豚丹毒菌（*Erysipelothrix rhusiopathiae*）、ビブリオ・バルニフィカス（*Vibrio vulnificus*）、マイコバクテリウム・マリナム（*Mycobacterium marinum*）です。ここでは、これらの細菌を「水系5大病原体」と呼びたいと思います。

Point

海水や湖水などの水系環境での外傷による軟部組織感染では「水系5大病原体」が原因菌である可能性が高い。

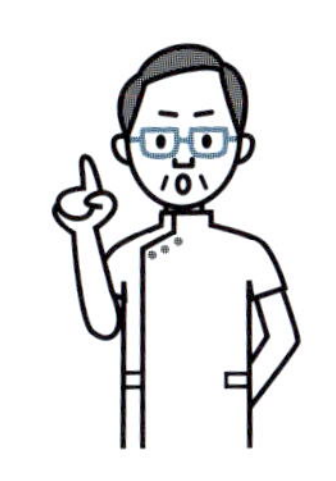

これらの病原体は蜂窩織炎、膿瘍形成、創部感染、壊疽性膿瘡、壊死性軟部組織感染（筋膜炎と筋炎）など、様々な皮膚および軟部組織感染を引き起こします。特に、肝疾患や肝臓がんを持つ患者では感染の危険性が増大し、致死的な感染症となる可能性があります[10-12)]。エアロモナス属およびビブリオ・バルニフィカスによる感染では、発熱を伴う急速進行性の軟部組織感染に進展することがあり、ハイリスク患者（肝疾患や肝臓がんの患者）では敗血症となることがあります。逆に、マイコバクテリウム・マリナムおよび豚丹毒菌による軟部組織感染は一般的に進行はゆっくりであり、全身的な毒性はありません。グラム染色（必要に応じて、抗酸菌染色）および培養を含む診断的検査を軟部組織の排膿や生検で実施すべきです。

Point

「水系5大病原体」のなかでも、エアロモナス属およびビブリオ・バルニフィカスは重篤な軟部組織感染を引き起こすことがある。マイコバクテリウム・マリナムおよび豚丹毒菌による軟部組織感染は重症化することは少ない。

このような水系環境での外傷によって軟部組織感染が発生した患者には、抗菌薬をエンピリックに投与します。その場合、黄色ブドウ球菌、A群β溶血性連鎖球菌、水系5大病原体（マイコバクテリウム・マリナムを除く）をカバーしたものを選択します。実際には「（第一世代セファロスポリン系もしくはクリンダマイシン）＋レボフロキサシン」を用います。汚染水に曝露したり、土壌に創部が汚染された場合にはメトロニダゾールを加えます（ただし、クリンダマイシンを選択した場合には不要です）。海水に曝露した場合にはビブリオ属（*Vibrio* spp.）をカバーするためにドキシサイクリンを加えます。ほとんどの症例ではマイコバクテリウム・マリナムをカバーする必要はありません。

Point

海水や湖水などの水系環境での外傷による軟部組織感染が発生した場合は、「(第一世代セファロスポリン系もしくはクリンダマイシン)＋レボフロキサシン」を用いる。海水に曝露した場合にはドキシサイクリンを加える。

細菌検査や感受性検査にて特定の病原体が原因菌であることが判明した場合には、狭域抗菌薬に切り替えます（デ・エスカレーション)。治療期間は10～14日間程度となりますが、マイコバクテリウム・マリナムによる軟部組織感染が発生した場合には、少なくとも3ヶ月間の治療が必要となります。

Reference

1) Fernandez R, et al：Water for wound cleansing. Cochrane Database Syst Rev (4), 2002, CD003861
2) Ovington LG：Hanging wet-to-dry dressings out to dry. Home Healthc Nurse 19(8)：477-483, 2001
3) Hoff WS, et al：East Practice Management Guidelines Work Group: Update to practice management guidelines for prophylactic antibiotic use in open fractures. J Trauma 70(3)：751-754, 2011
4) Patzakis MJ, et al：Considerations in reducing the infection rate in open tibial fractures. Clin Orthop Relat Res(178)：36-41, 1983
5) Seligson D, et al：Treatment of compound fractures. Am J Surg 161(6)：693-701, 1991
6) Patzakis MJ, et al：Prospective, randomized, double-blind study comparing single-agent antibiotic therapy, ciprofloxacin, to combination antibiotic therapy in open fracture wounds. J Orthop Trauma 14(8)：529-533, 2000
7) CDC：Tetanus. http://www.cdc.gov/vaccines/pubs/pinkbook/downloads/tetanus.pdf
8) Dellinger EP, et al：Duration of preventive antibiotic administration for open extremity fractures. Arch Surg 123(3)：333-339, 1988
9) Pasquale M, et al：Practice management guidelines for trauma from the Eastern Association for the Surgery of Trauma. J Trauma 44(6)：941-956, 1998
10) Czachor JS：Unusual aspects of bacterial water-borne illnesses. Am Fam Physician 46(3)：797-804, 1992
11) Baddour LM, et al：Pneumonia due to *Aeromonas hydrophila*-complex: epidemiologic, clinical, and microbiologic features. South Med J 81(4)：461-463, 1988
12) Janda JM, et al：Infections associated with the genus *Edwardsiella*: The role of *Edwardsiella tarda* in human disease. Clin Infect Dis 17(4)：742-748, 1993

第7章

手術部位感染以外の感染症とその予防

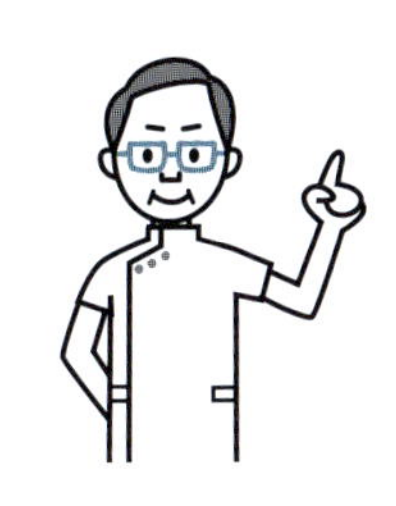

手術後には人工呼吸器、血管内カテーテル、尿道留置カテーテルなどが使用されることがあり、それに関連する感染症が発生することがあります。また、抗菌薬が使用されることが多いため、クロストリディオイデス・ディフィシル感染症を合併することもあります。そのような場合、適切に対応することが大切です。

① 人工呼吸器関連肺炎

1 人工呼吸器関連肺炎

院内感染肺炎は院内感染全体の約15%を占めており、尿路感染に続いて二番目に多いことが知られています。そして、細菌性の院内感染肺炎の主な危険因子は（気管内挿管を必要とする）人工呼吸です。実際、継続的に人工呼吸を受けている患者は人工呼吸を受けていない患者と比較して肺炎を発症する危険性が6～21倍も高いのです[1)]。特に、人工呼吸器関連肺炎（VAP：Ventilator-

Associated Pneumonia）は致死率が高く、院内感染による全死亡の約60% を占めています。また、VAP によって入院滞在費も増加してしまうのです。

通常、気道に微生物が入り込んでも、気道の繊毛上皮がそれらの微生物を異物として認識して、繊毛活動によって上に送られてゆき、喀痰として排出されます。しかし、気管内チューブが挿入されていると、気道途中の繊毛上皮による浄化作用を利用することができないので、微生物は一気に下部気道に到達してしまいます。そのため、VAP を合併しやすくなるのです。

Point

気管内チューブが挿入されていると VAP を合併しやすくなる。VAP は致死率が高い。

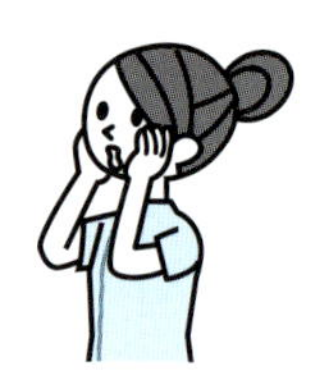

2 早期発症型肺炎と晩期発症型肺炎

患者が VAP を合併したとき、すぐに抗菌薬治療を開始する必要がありますが、その時点では原因菌は不明です。そのため、エンピリックな治療をしなければなりません。もし、原因菌についておおよその見当が付けば抗菌薬が選択しやすくなります。

VAP は「早期発症型肺炎」と「晩期発症型肺炎」に分類されますが、前者は「患者の集中治療室入室または人工呼吸のための挿管後96時間以内に肺炎が発生した場合」、後者は「患者の集中治療室入室または人工呼吸のための挿管後96時間以降に肺炎が発生した場合」と定義されています[2)]（図13）。

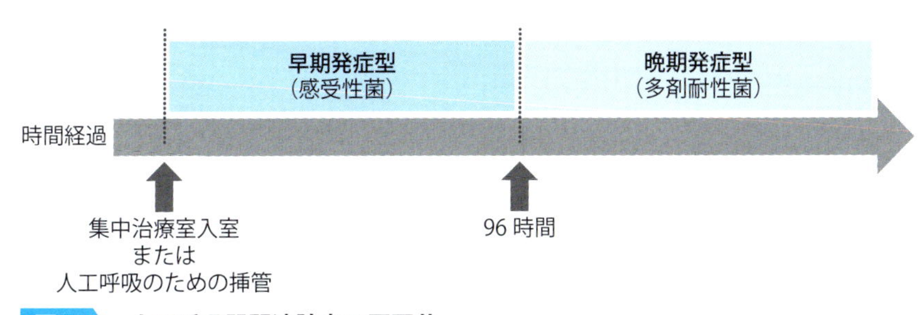

図13 人工呼吸器関連肺炎の原因菌

Point

VAP は「早期発症型肺炎」と「晩期発症型肺炎」に分類される。

早期発症型肺炎は感受性菌［大腸菌、クレブシエラ属（*Klebsiella* spp.）、肺炎球菌、インフルエンザ菌など］が原因菌となっており、晩期発症型肺炎は多剤耐性菌［緑膿菌、メチシリン耐性黄色ブドウ球菌（MRSA：Methicillin-Resistant *Staphylococcus aureus*）、アシネトバクター属（*Acinetobacter* spp.）など］が原因菌であることが多いのです[3)]。したがって、VAP のエンピリックな治療を行うときには、この分類を参考にすることが大変有用です。

Point

「早期発症型肺炎」は感受性菌が原因菌のことが多く、「晩期発症型肺炎」は耐性菌が原因菌のことが多い。

3 口腔咽頭の保菌と VAP

挿管・人工呼吸中の患者では、口腔咽頭の病原体が気管内チューブを通過して気管に移動し、肺炎を発生させることがあります。また、細菌は時間とともに気管内チューブの表面に凝集し、抗菌薬や宿主防御から細菌を保護するバイオフィルムを形成します。これらの細菌性凝集物が換気流、チューブ操作、吸引処置によって移動し、下気道に塞栓して肺炎を引き起こすのです。このように、口腔咽頭に存在している病原体はVAPを引き起こす原因菌となる可能性が高いので、十分な対策（口腔ケアなど）が必要です。

Point

口腔咽頭に存在している病原体は、VAPを引き起こす原因菌となる可能性が高い。

4 声門下域の分泌物

挿管されている患者では、気管内チューブのカフの周囲の漏れによって、細菌を含んだ分泌物（声門の下かつ気管内チューブのカフの上に溜まっている）が下気道に直接入り込んでしまうことがあります（図14）。したがって、声門下域の分泌物をドレナージ（吸引による除去）できる背面ルーメンを備えた気

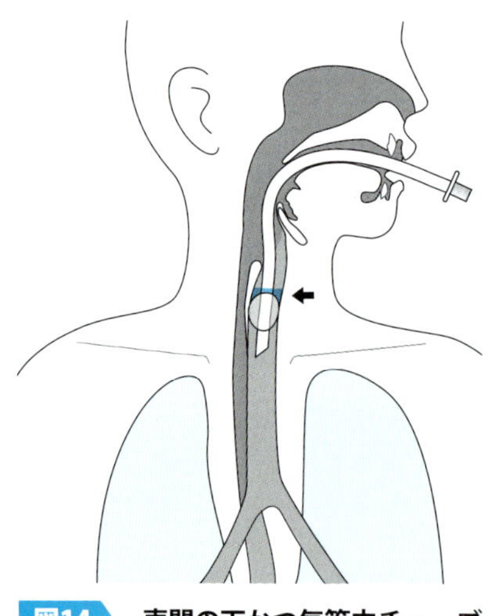

図14 声門の下かつ気管内チューブのカフの上に溜まっている分泌物

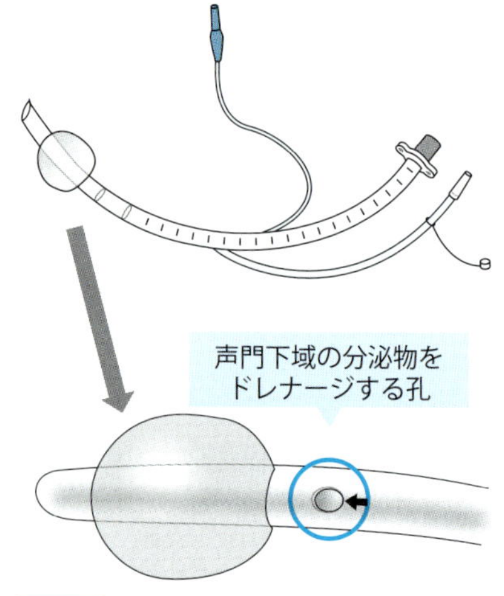

図15 声門下域の分泌物をドレナージできる背面ルーメンを備えた気管内チューブ

管内チューブが有用です（図15）。また、抜管時のカフの空気を抜く前、またはチューブを動かす前には、カフの上の分泌液を確実に取り除くことが大切です。

Point

「声門の下かつ気管内チューブのカフの上に溜まっている分泌物」の管理が大切である。

5 非侵襲的陽圧人工呼吸

挿管すること自体が肺炎を引き起こす原因となっています。そのため、挿管をせずに人工呼吸するのが有益であることは容易に推測できます。この目的で実施されるのが、非侵襲的陽圧人工呼吸（NPPV：Noninvasive Positive Pressure Ventilation）です。NPPVは挿管の必要性や期間を減らすことが示されており、特に慢性閉塞性肺疾患の増悪による高炭酸ガス性急性呼吸不全の患者の生存率を向上させます。実際、NPPVの患者における肺炎の発生率は、挿管による人工呼吸を受けている患者の3分の1という報告があります[4]。したがって、NPPVが利用できるような患者には、積極的にNPPVを用いた方がよいのです。また、気管内チューブを抜去した直後に再挿管することは肺炎の危険因子となっているので、再挿管は是非とも避けるべきです。このような場合にもNPPVは大変有用です。

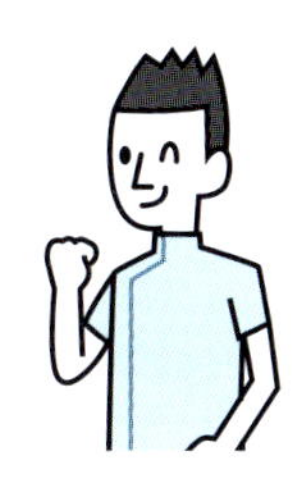

Point

NPPVが利用できる患者には積極的にNPPVを用いる。挿管による人工呼吸を受けている患者よりも肺炎の合併が少ないからである。

6 呼吸回路

呼吸回路の適切な対処は重要なVAP対策です。呼吸回路はかなり汚染されているからです。吸入回路は、2時間未満の使用では33%が患者の口腔咽頭の細菌を保菌し、24時間では80%が保菌していたとの報告もあります[5)]。

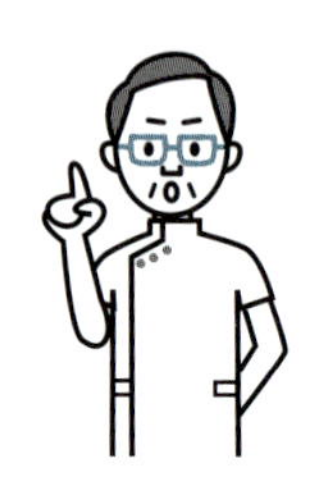

加湿器を備えた呼吸回路の使用中の汚染についての研究によると、吸気相ガスの細菌汚染率も肺炎の発生率も、回路交換が8～16時間毎から24時間毎に変更されても増加しませんでした。その後、48時間毎の回路交換が24時間毎の交換よりも吸気相ガスや呼吸回路の汚染を増加させることはないことが示されました。むしろ、24時間毎の交換の方が48時間毎よりもVAPの危険因子となっていたのです。さらに、呼吸回路の交換間隔を48時間以上に延長しても、肺炎の危険性は増加しないことを示唆した報告があり、これに加えて呼吸回路が48時間毎から7日毎に交換されても、VAPの発生率は増加しないことを示した研究結果も報告されているのです。Kollefらは人工呼吸器の使用期間中に呼吸回路を（相当汚染されない限り）無期限に交換しない患者での肺炎発生の危険性は、7日毎に定期交換している患者よりも高くはなかったことを示しました[6)]。このような報告から、CDCは「個々の患者に用いている呼吸回路を、使用時間を根拠としてルチーンに交換しない。呼吸回路は肉眼的に汚れるか、機械的に不調な場合に交換する」と勧告しています[2)]。

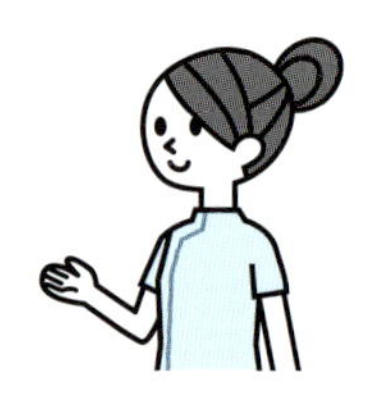

Point

呼吸回路は肉眼的に汚れるか、機械的に不調な場合に交換する。使用時間を根拠としてルチーンに交換しない。

7 人工鼻

呼吸回路には結露が溜まっています。結露は蒸留水ではなく、患者の気道に生息している様々な細菌が混入しています。VAP の発生には、呼吸回路内の結露が強く関連しています。そのため、結露が回路から挿管チューブに流れ込まないようにすることが大切です。呼吸回路を動かしてしまうような処置（吸引、呼吸器設定の調整、患者への栄養補給など）は、汚染した結露を患者の気管気管支に流入させるので、肺炎の危険性を増加させるのです。それゆえ、患者への結露の流入を防ぐことは極めて重要であり、結露を定期的に排液して捨てることが大切です。

Point

呼吸回路の結露には様々な微生物が含まれている。そのため、結露が呼吸回路から挿管チューブに流れ込まないようにすることが大切である。

このような結露の蓄積は、人工鼻を用いることによって防ぐことができます。人工鼻は患者が呼出する熱および湿気を再利用し、加湿器の必要性をなくします。加湿器がなければ、結露は呼吸回路の吸気相チューブで形成しません。したがって、呼吸回路の保菌は防がれ、定期的な交換は必要なくなるのです。しかし、人工鼻には問題点もあります。「死腔を増加させる」「呼吸への抵抗を増加させる」「気管内チューブに漏れを生じさせる」「喀痰の乾燥および気管気管支の閉塞をもたらす」などがあるのです。また、呼吸仕事量を増大させるので、吸気筋の疲労をもたらす可能性もあります。したがって、人工鼻を使用する際には、その長所と短所を十分に考慮すべきです。

Point

結露の蓄積は人工鼻を用いることによっても防ぐことができる。人工鼻は長所と短所を理解した上で利用する。

② カテーテル関連尿路感染

1 尿道留置カテーテルの適正使用

尿道留置カテーテルは、日常医療において頻回に用いられている医療器具です。カテーテルは人間の体にとって異物ですので、感染源になりやすいことはいうまでもありません。それにもかかわらず、日常医療において不適切に使用されていることが多く見受けられます。例えば、「患者が失禁するから」などという理由です。やはり、カテーテルが不必要な患者には挿入しないようにすることが大切です。そのためには、尿道留置カテーテルの「適切な使用例」および「不適切な使用例」を明確に把握しておきます（表7）[7]。カテーテルを留置した場合、留置期間を短縮することも重要な感染対策です。

表7　尿道留置カテーテルの適切・不適切な使用例

適切な使用例
❶ 患者に急性の尿閉または膀胱出口部閉塞があるための使用。 ❷ 重篤な患者の尿量の正確な測定のための使用。 ❸ 特定の手術のための周術期使用。 ● 泌尿生殖器の周辺構造で泌尿器科手術または他の手術を受ける患者 ● 長時間の手術が予測される患者 （このために挿入されるカテーテルは麻酔後回復室で抜去する） ● 術中に大量の点滴または利尿剤が投与されることが予測される患者 ● 尿量の術中モニタリングが必要な患者 ❹ 尿失禁患者の仙椎部または会陰部にある開放創の治癒を促すための使用。 ❺ 患者を長期に固定する必要があるための使用。 （例：胸椎または腰椎が潜在的に不安定、骨盤骨折のような多発外傷） ❻ 必要に応じて終末期ケアの快適さを改善するための使用。
不適切な使用例
❶ 尿失禁のある患者または居住者の看護ケアの代わりとしての使用。 ❷ 患者が自発排尿をできるときに、培養その他の診断検査のために採尿する手段としての使用。 ❸ 適切な適応が認められない場合の手術後長期間の使用。 （例：尿道または周辺構造の修復、硬膜外麻酔の作用遅延など）

（文献7より）

Point

尿道留置カテーテルの「適切な使用例」および「不適切な使用例」を熟知することが大切である。

2 閉鎖式導尿システム

カテーテル関連尿路感染を引き起こす微生物の発生源は、尿道、直腸、膣での保菌を通じての内因性であることが一般的ですが、汚染された医療従事者の手指や器材などを通した外因性であることもあります。尿道カテーテルが留置されている患者での病原体の膀胱への侵入経路には「外腔面ルート：病原体はカテーテル外の尿道粘膜面に沿って膀胱に移動する」「内腔面ルート：採尿バッグ、カテーテル－導尿チューブ接続部が汚染し、ここから病原体が回路に侵入して、カテーテルの内腔を移動して感染する」の2ルートがあります（図16）。

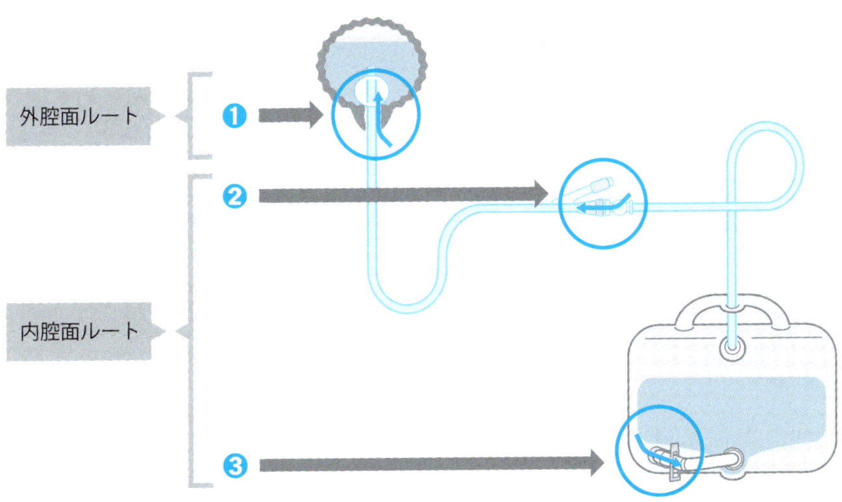

病原体の尿路への侵入経路は、外腔面ルート（❶ カテーテルと尿道の隙間）と内腔面ルート（❷ カテーテルと導尿チューブの接続部、❸ 採尿バッグの排出口）の 2 ルートがある。閉鎖式導尿カテーテルは内腔面ルートの「❷ カテーテルと導尿チューブの接続部」からの侵入を防ぐことができる。

図16 病原体の尿路への侵入経路

1960年代に無菌の閉鎖式導尿システムが導入されて細菌尿の危険性が著しく減少しましたが、これは内腔面ルートの重要性を示唆しています。

Point

閉鎖式導尿システムを利用すると細菌尿の危険性が著しく減少する。

閉鎖式導尿システムであっても、時間の経過とともに、閉鎖状態の破綻または外腔面ルートを通しての細菌尿が必然的に発生します[8)]。カテーテル留置による細菌尿の1日あたりの危険性は3〜10%であり[9,10)]、30日後（カテーテル留置の短期と長期の境界と考えられる日数）には、100%に近づきます[11)]。そのため、不必要になったら迅速に抜去します。

Point

閉鎖式導尿システムであっても、長期使用によって細菌尿が必然的に発生するので、不必要になったら迅速に抜去する。

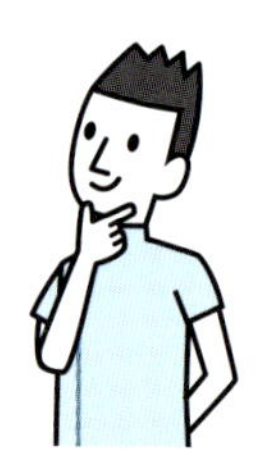

3 尿道カテーテルの挿入時の注意点

カテーテル器具を操作したり、カテーテルを挿入する直前／直後には手指衛生を行います。急性期病院では、無菌操作と滅菌器具を使って尿道カテーテルを挿入しますが、非急性期施設においては、間欠導尿の清潔手技（非無菌手技）は許容可能です。カテーテルによる尿道の牽引を防止するために、挿入後は尿道留置カテーテルを適切に固定します。臨床的に必要性がない限り、膀胱頚部および尿道の外傷を最小限にするため、十分な排尿を確保できる、可能な限り最小径のカテーテルを用います[7)]。

Point

急性期病院では、無菌操作と滅菌器具を使って尿道カテーテルを挿入する。非急性期施設においては、間欠導尿の清潔手技（非無菌手技）は許容可能である。

4 尿道カテーテルの維持のための注意点

停滞のない尿流を維持する必要があるので、カテーテルや導尿チューブが折れ曲がらないようにします。そして、採尿バッグは常に膀胱レベルよりも低い位置で維持します。また、採尿バッグは床に触れないようにします[7)]。閉鎖式導尿システムは閉鎖状態が破綻したり、漏れが起きた場合は、無菌操作にて交換します。

Point

閉鎖式導尿システムを維持し、尿流を停滞させないようにする。

患者毎に異なる清潔な採尿容器を用いて、定期的に採尿バッグを空にします。尿が飛散しないように、また未滅菌の採尿容器と排尿口が接触しないようにします。閉鎖式導尿システムの定期交換は推奨されません。感染や閉塞がみられたときや、閉鎖状態が破綻したときに交換します[7)]。

Point

閉鎖式導尿システムは、感染や閉塞が発生したとき、閉鎖状態が破綻したときに交換する。定期交換の必要はない。

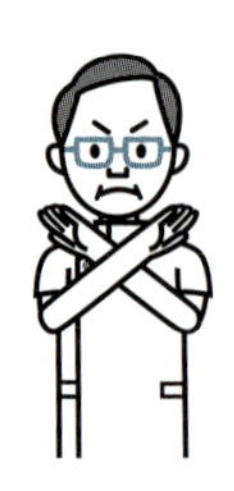

カテーテル留置中に、感染予防のために消毒薬で尿道口周囲を消毒する必要はありません。日常的な衛生管理（例：毎日の入浴やシャワー時の尿道面の洗浄など）が適切です。カテーテルが留置されている患者において、尿路感染を予防することを目的とした抗菌薬の全身投与は実施しません[7)]。

Point

カテーテル留置中に消毒薬で尿道口周囲を消毒する必要はない。日常的な衛生管理で十分である。また、感染予防のために抗菌薬の全身投与もしない。

カテーテルの閉塞（例：前立腺手術や膀胱手術後に出血する可能性がある場合）が予測されない限り、膀胱洗浄はしません。閉塞が予測される場合は、閉塞を防ぐことを目的に閉鎖式の持続灌流が勧められます。抗菌薬を使用した膀胱の定期的な洗浄は推奨されません。また、消毒薬や抗菌薬を採尿バッグに日常的に注入することも推奨されません。カテーテルの抜去前に留置カテーテルをクランプする必要はありません[7)]。

Point

カテーテルの閉塞が予測されない限り、膀胱洗浄はしない。抜去前にカテーテルをクランプする必要はない。

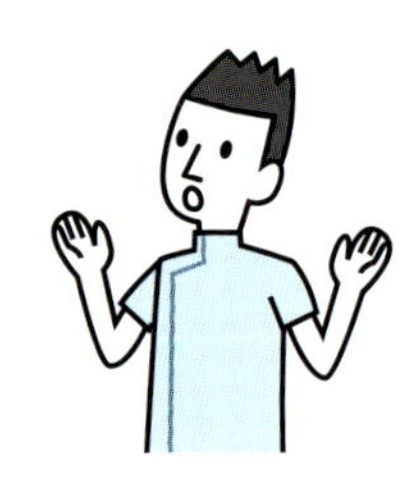

❸ カテーテル関連血流感染

1 血管内カテーテルへの病原体の侵入経路

患者の血管内に薬液を直接注入する経路である血管内カテーテルが病原体で汚染されれば、病原体が患者の血管内に入り込み、菌血症などの合併症を引き起こすことがあります。

血管内カテーテルへの病原体の侵入経路には「❶ 挿入部位の病原体が皮下のカテーテル経路に侵入する」「❷ カテーテルまたはカテーテルハブが病原体によって直接的に汚染する」「❸ 別の感染病巣からカテーテルに病原体が血行性に播種する」「❹ 汚染した輸液からカテーテル内に病原体が侵入する」の4つがあります（図17）[12)]。これらの侵入経路を遮断するためには様々な対策が必要です。

第7章

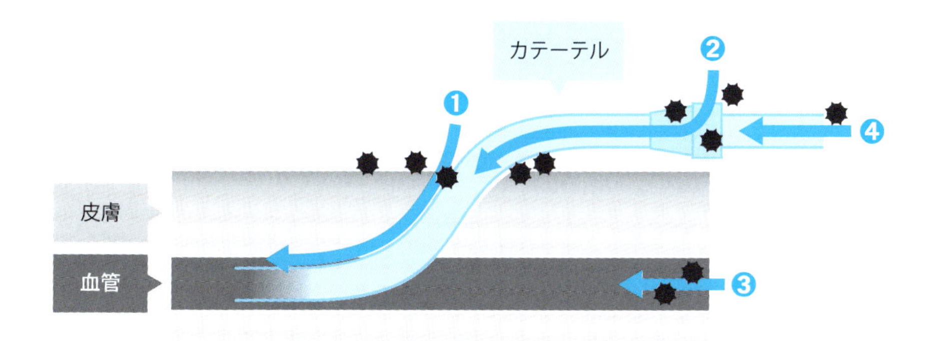

❶ 挿入部位の病原体が皮下のカテーテル経路に侵入する。
❷ カテーテルまたはカテーテルハブが病原体によって直接的に汚染する。
❸ 別の感染病巣からカテーテルに病原体が血行性に播種する。
❹ 汚染した輸液からカテーテル内に病原体が侵入する。

図17 血管内カテーテルへの病原体の侵入経路

（文献12より）

2 血管内カテーテルの挿入部位

❶ 末梢静脈カテーテル

成人では末梢静脈カテーテルは上肢に挿入します。カテーテルが下肢に挿入されている場合は、できるだけ早く上肢部位に挿入し直します。小児患者では、上肢もしくは下肢または頭皮（新生児や幼児）を、カテーテル挿入部位として使用することができます。末梢静脈カテーテルは開放創からできる限り距離を置いて挿入することが求められます。開放創に近い部分から挿入すると、菌血症となる可能性が高くなるからです[12)]。

Point

末梢静脈カテーテルは成人では上肢に挿入する。開放創があれば、できる限り距離を置いて挿入する。

❷ 中心静脈カテーテル

成人患者では、感染管理上は鎖骨下部位からの挿入が望ましいのですが、実際には機械的合併症の可能性、鎖骨下静脈狭窄症の危険性、カテーテル挿入施行者の技術などを考慮してカテーテルの挿入部位を決めることになります。鎖骨下部位からの挿入が望ましい理由には「内頚静脈に挿入したカテーテルは、鎖骨下静脈に挿入したものと比べて、カテーテル関連感染の危険性が高い」「成人患者では、大腿へのカテーテル挿入は鎖骨下や内頚部位と比べて、カテーテル関連感染の危険性が高い」「大腿カテーテルは、内頚静脈カテーテルや鎖骨下カテーテルよりも、深部静脈血栓症の危険性が高い」などがあります[12)]。

Point

成人患者では感染管理上は鎖骨下部位からの挿入が望ましい。しかし、機械的合併症などを考慮して挿入部位を判断する。

3 マキシマル・バリアプリコーション

マキシマル・バリアプリコーション（MBP：Maximal Barrier Precaution）は中心静脈カテーテル（CVC：Central Venous Catheter）や末梢挿入型中心静脈カテーテル（PICC：Peripherally Inserted Central Venous Catheter）の挿入時に滅菌ガウン、滅菌手袋、キャップを着用して、全身用ドレープ（手術室で使われるドレープと同様）を使用する手技です。MBP と滅菌手袋・小型ドレープを比較すると、MBP を実施したグループはカテーテル関連感染が少ないことが示されています。CVC や PICC の挿入のみならず、ガイドワイヤーを用いた交換の際にも MBP を実施します[12]。

Point

中心静脈カテーテルを挿入するときには、マキシマル・バリアプリコーションを実施する。

4 血管内カテーテル挿入部の皮膚消毒

末梢静脈カテーテル挿入前には消毒薬（70% アルコール、ヨードチンキ、クロルヘキシジン含有アルコール）で皮膚消毒します。CVC や末梢動脈カテーテルの挿入前およびドレッシングの交換時には、0.5% より高い濃度のクロルヘキシジン含有のアルコール製剤で皮膚消毒することが推奨されます。クロルヘキシジンが禁忌の人では、ヨードチンキ、ヨードフォア、70% アルコールを代替消毒薬として使用することができます[12]。

Point

中心静脈カテーテルや末梢動脈カテーテルの挿入前およびドレッシングの交換時には、0.5% より高い濃度のクロルヘキシジン含有のアルコール製剤で皮膚消毒する。

5 血管内カテーテルの挿入部位のドレッシング

カテーテル挿入部位を覆うために、滅菌ガーゼもしくは滅菌透明ドレッシングのいずれを用いても構いません。発汗が多い場合や、挿入部位に出血または滲出がみられる場合はガーゼが好まれます。カテーテル部位のドレッシングは、湿ったり、緩んだり、目に見えて汚れたりした場合は交換します。

Point

カテーテル挿入部位は、滅菌ガーゼもしくは滅菌透明ドレッシングを用いる。

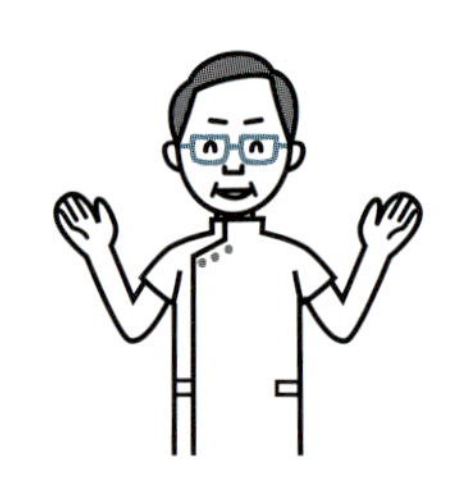

ドレッシングの交換頻度については、ガーゼは2日毎に交換し、透明ドレッシングは少なくとも7日毎に交換します。ただし、カテーテルが抜けてしまう危険性が、ドレッシングの交換によるメリットを上回る恐れのある小児患者については、この限りではありません。

カテーテル挿入部の管理については、圧痛を認識するためにドレッシングの上から触診することが大切です。透明ドレッシングが使用されているならば、視診して毎日評価します。ガーゼが使用されている患者では、感染の臨床徴候がなければ、ガーゼを取り外す必要はありません。しかし、局所的な圧痛など感染を疑う徴候があるならば、ガーゼは除去して、挿入部を視診できるようにします。そして、患者に静脈炎の症状（熱感、圧痛、紅斑、静脈索が触れる)、感染、カテーテルの不調があれば、カテーテルは抜去します[12]。

Point

カテーテル挿入部位のガーゼは2日毎に交換する。透明ドレッシングの場合は少なくとも7日毎に交換する。

6 血管内カテーテルの交換頻度

末梢静脈カテーテルは、成人では感染と静脈炎の危険性を減らすために、72〜96時間毎より頻回にならないように交換します。小児では臨床的に必要なときに限り交換します。CVC、PICC、血液透析カテーテル、肺動脈カテーテルは定期的に交換する必要はありません。感染が疑われれば、臨床的に判断してカテーテルの抜去を考慮します[12)]。

Point

末梢静脈カテーテルは、成人では72〜96時間毎より頻回にならないように交換する。中心静脈カテーテルは定期交換する必要はない。

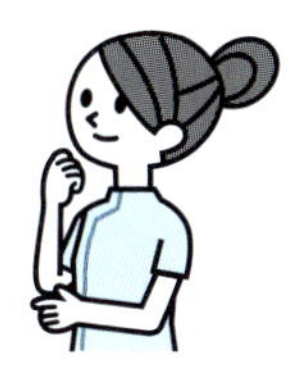

7 輸液ラインの交換

血液製剤や脂肪乳剤が投与されていない患者では、輸液ラインは、96時間毎より頻回にならないように交換しますが、少なくとも7日毎に交換する必要があります。血液製剤や脂肪乳剤を投与するのに用いられた輸液ラインは、点滴開始から24時間以内に交換します。プロポフォールの投与に使用した点滴ラインは、6時間毎または12時間毎に、もしくはバイアルを交換するときに交換します[12)]。

Point

輸液ラインは、96時間毎より頻回にならないように交換するが、少なくとも7日毎に交換する。

④ クロストリディオイデス・ディフィシル感染症

1 クロストリディオイデス・ディフィシル

クロストリディオイデス・ディフィシル（CD：*Clostridioides difficile*）は芽胞形成性嫌気性グラム陽性桿菌です。2つの外毒素（トキシンAおよびB）を産生しており、抗菌薬関連下痢症の15～20%の原因菌となっています[13]。CDはトキシンAとBの産生に関して、［A（＋）B（＋）］株、［A（－）B（＋）］株、［A（－）B（－）］株に分類され、［A（＋）B（＋）］株、［A（－）B（＋）］株が下痢症・腸炎を引き起こしています。CDは芽胞を形成するので環境表面に長期間生息でき、環境表面も感染経路となっています。

Point

CDは抗菌薬関連下痢症の15～20%の原因菌となっている。

2 クロストリディオイデス・ディフィシル感染症

クロストリディオイデス・ディフィシル感染症（CDI：*Clostridioides difficile* Infection）の主要症状は、水様性下痢、発熱、食欲不振、吐き気、腹痛／圧痛です。偽膜性大腸炎、中毒性巨大結腸症、大腸穿孔、敗血症を合併し[13]、稀に死亡することもあります。CDIの診断は「臨床所見」と「検査所見」の組み合わせによって行われます[14]。

- **臨床所見：**
  【症状（普通は下痢）がみられる（24時間以内に3回以上の無形便）】
- **検査所見：**
  【CD毒素または毒素産生性CDが陽性である】または
  【大腸ファイバーまたは病理組織学的所見が偽膜性大腸炎を示す】

CDIによるイレウスが疑われない限り、CDの検査は下痢便のみで実施すべきです。無症状の患者の糞便検査は臨床的に有用ではありません[15)]。再検査は推奨されなく、治癒を確認するための検査も実施しません。

CDIを最も引き起こしやすい抗菌薬はフルオロキノロン系、クリンダマイシン、セファロスポリン系、ペニシリン系です。また、65歳以上であることと、最近の入院歴も危険因子となっています。

Point

CDの検査は下痢便のみで実施する。CDIの治癒を確認するための検査はしない。

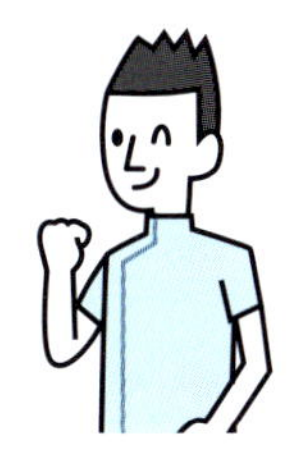

Column　BI/NAP1/027株（強毒性CD）

2000年早期から、米国やカナダにおいて重症CDIが急激に増加し始めました。それを引き起こしたのが、BI/NAP1/027と呼ばれるCD株です。この株は芽胞を効果的に形成し、トキシンを大量に産生します。そして、フルオロキノロン系に高度耐性です（フルオロキノロン耐性は2001年以前は稀なことでした）。

BI/NAP1/027はバイナリートキシンを産生するという特徴があります。この毒素は他のCD株には存在しない毒素ですが、その病原性の意義は判っていません。また、BI/NAP1/027は他の株よりもトキシンAおよびBを大量に産生します。すなわち、バイナリートキシンを産生する株はトキシンAとBの産生が多いといえます。

BI/NAP1/027によるCDIは臨床的な治癒率が低く、再発率が高いことが知られています。また、中毒性巨大結腸症や手術を必要とすることが多く、死亡率が高いのです（低毒性株による死亡率の3倍）。

3 CD の芽胞と環境

CD の芽胞は乾燥した環境表面に数ヶ月間も生存でき、医療施設の様々な環境にて検出されます。芽胞による環境汚染の程度は患者の保菌や症状に従って増加します。培養陰性の患者の病室では環境汚染の割合が最も低く（病室の8% 以下)、無症状の保菌患者の病室では中等度（病室の8～30%)、CDI 患者の病室では最も高い（病室の9～50%）ことが知られています[14)]。

Point

CDI 患者の病室の環境表面は CD の芽胞にて汚染されている。

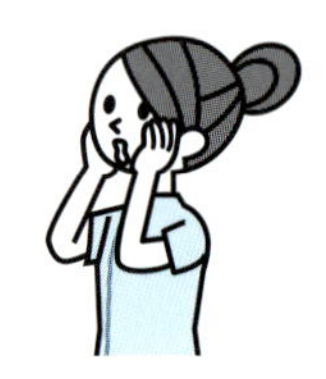

環境表面の CD 汚染を見付け出して除去すれば、CDI の発生を減らすことができます。この場合、第四級アンモニウム塩溶液などを用いた通常の清拭では芽胞を駆除できないので、1,000～5,000ppm（0.1～0.5%）の次亜塩素酸ナトリウム溶液を用いて消毒します。

Point

CDI 患者の病室は次亜塩素酸ナトリウム溶液を用いて消毒する。

4 CDI の感染対策

CD は糞便中に排出されます。表面、機器、機材（トイレ、バスタブ、電子直腸体温計など）が糞便に汚染され、それが貯蔵庫となっています。そして、汚染された表面や物に触れた医療従事者の手指を介して、患者に伝播してゆくのです。したがって、CDI 患者は接触予防策にて対応して、下痢が消失するまで継続します[13)]。下痢が消失してからも数日間、糞便中に排菌されることがあるので、施設によっては、症状が改善してから数日間、もしくは退院するまで隔離を継続しています[13)]。CD の伝播を防ぐために、単回使用の使い捨て器具を用います。使い捨てのできない医療器具は CDI 患者の病室専用にするか、CDI 患者に用いた後に十分に洗浄します。

Point

CDI 患者の接触予防策は下痢が消失するまで継続する。

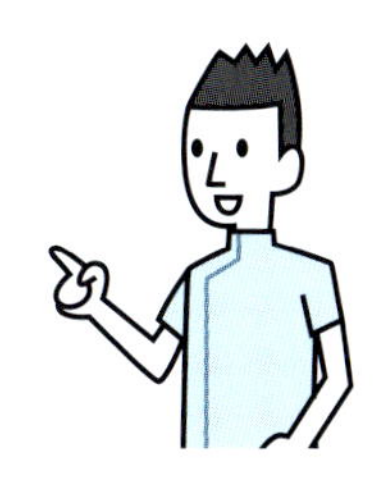

5 CDI の重症度と治療

CDI の重症度には「軽症」から「複雑性」まであります。「軽症」では、軽度の下痢や腹部不快感がみられるだけで、発熱も検査の異常もみられません。「中等症」になると、下痢（非血性）や腹部不快感は中等度となり、脱水、白血球増加、BUN もしくはクレアチニンの増加などがみられるようになります。「重症」になると、重篤な下痢もしくは血性下痢がみられ、偽膜性大腸炎、イレウス、発熱、急性腎障害などがみられるようになります。これに中毒性巨大結腸症、腹膜炎、呼吸困難、血圧の低下、精神状態の変化などが加わると「複雑性」ということになります（表8）。この重症度によって、CDI の治療方針が決まります。

表8　クロストリディオイデス・ディフィシル感染症の症状

軽症	軽度下痢（1 日に 3 ～ 5 回の無形便）、発熱なし、軽度の腹部不快感や圧痛、検査異常なし
中等症	中等度の下痢（非血性）、中等度の腹部不快感もしくは圧痛、時々の嘔吐を伴う吐き気、脱水、白血球数＞15,000/cmm、BUN もしくはクレアチニンの増加（ベースラインを超える）
重症	重篤な下痢もしくは血性下痢、偽膜性大腸炎、重篤な腹痛、嘔吐、イレウス、発熱（＞38.9℃）、白血球数＞20,000/cmm、アルブミン＜2.5 mg/dL、急性腎障害
複雑性	中毒性巨大結腸症、腹膜炎、呼吸困難、血圧の低下、精神状態の変化、強い腹部膨満

Point

CDIの重症度には「軽症」から「複雑性」まである。

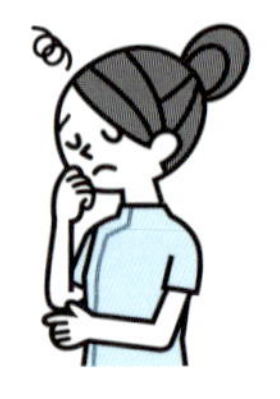

CDI患者の約20%は、CDIの原因として疑われる抗菌薬を中止すれば、2～3日以内に症状が改善します。しかし、すべての症例で抗菌薬を中止することはできません。そのような場合には、メトロニダゾール内服薬またはバンコマイシン内服薬による約10日間の治療が行われます[13)]。

通常、軽症～中等症のCDIはメトロニダゾール内服薬（1回500mg×1日3回）で治療します。メトロニダゾール内服薬による治療にもかかわらず5～7日以内に反応しなければ、バンコマイシン内服薬（標準量：1回125mg×1日4回）への変更を検討します。経口抗菌薬が大腸に到達できない患者（回腸瘻造設、空置大腸など）では前記の治療に加えて、バンコマイシン経腸投与（500mL溶液に500mg×1日4回）を症状が改善するまで継続します。CDI（疑いを含む）による下痢をコントロールするために抗蠕動薬を使用することは避けます。抗蠕動薬は症状を不明瞭にし、病状を複雑にしてしまうからです[14)]。

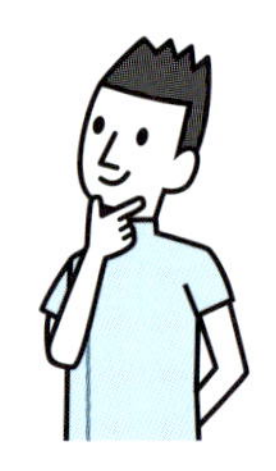

Point

軽症～中等症のCDIはメトロニダゾール内服薬で治療する。

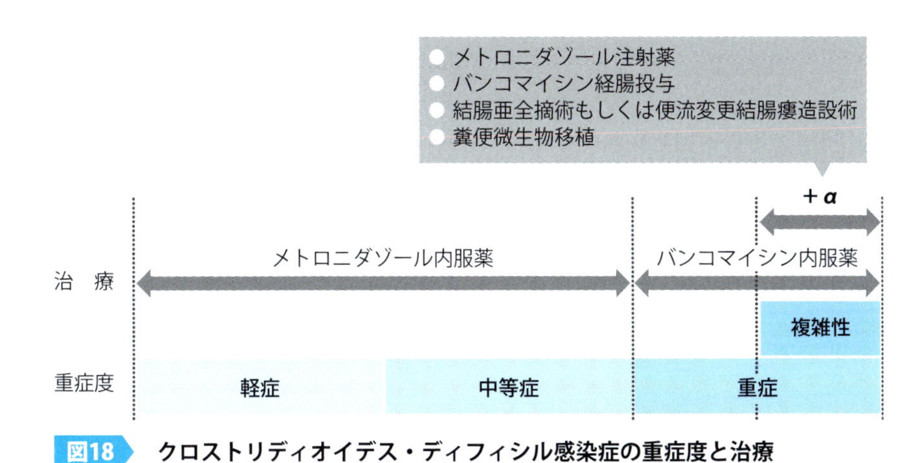

図18　**クロストリディオイデス・ディフィシル感染症の重症度と治療**

重症CDIはバンコマイシン内服薬にて治療します。イレウスもしくは中毒性巨大結腸症などを合併した複雑性CDIであれば、「バンコマイシン内服薬（1回500mg ×1日4回）＋バンコマイシン経腸投与＋メトロニダゾール注射薬」にて治療します（図18）。必要に応じて外科コンサルトをすることも大切です[14)]。重症～複雑性CDIであってもイレウスや強い腹部膨満がなければ、経口摂取もしくは経腸栄養は継続します。

Point

重症CDIではバンコマイシン内服薬にて治療する。複雑性CDIは「バンコマイシン内服薬＋バンコマイシン経腸投与＋メトロニダゾール注射薬」にて治療する。

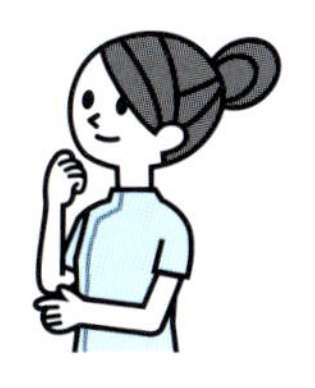

1週目	2週目	3週目	4週目	5週目と6週目
VCM 125mg 1日4回×6日	VCM 125mg 1日2回×6日	VCM 125mg 1日1回×6日	VCM 125mg 1日1回 隔日	VCM 125mg 1日1回 3日毎

バンコマイシン（VCM）を使用しない期間に芽胞は栄養型になる。栄養型になったところで、バンコマイシンを投与して死滅させる。バンコマイシンを隔日や3日毎に投与する。

図19　バンコマイシンのパルス・漸減療法

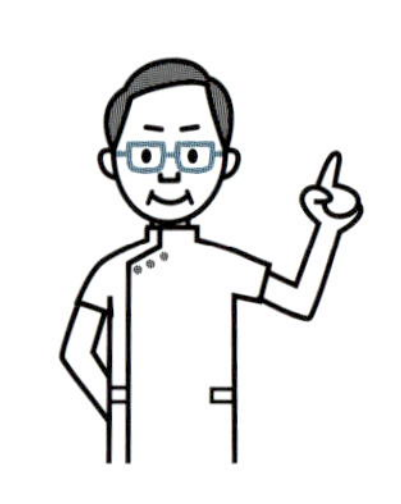

再燃CDIでは、最初の再燃は初回治療で用いられたものと同じレジメンで治療します。ただし、重症ならばバンコマイシン内服薬を用います。2回目の再燃ではバンコマイシンのパルス・漸減療法（Pulsed Vancomycin Regimen）［註：抗菌薬を使用しない期間に芽胞は栄養型になる。栄養型になったところで、抗菌薬を投与して死滅させる治療法である。バンコマイシンを隔日や3日毎に投与する。］で治療します（図19）。パルス・漸減療法後に3回目の再燃がみられれば、糞便微生物移植［註：健康な人から得られた糞便を再燃CDI患者の胃、小腸、大腸に入れることであり、成功率は高い。］を考慮します。

Point

最初のCDIの再燃では、初回治療で用いられたものと同じレジメンで治療する。2回目の再燃ではバンコマイシンのパルス・漸減療法で治療する。

Reference

1) Craven DE, et al：Nosocomial infection and fatality in medical and surgical intensive care unit patients. Arch Intern Med 148(5)：1161-1168, 1988
2) CDC：Guidelines for preventing health-care-associated pneumonia, 2003.
https://www.cdc.gov/infectioncontrol/guidelines/pdf/guidelines/healthcare-associated-pneumonia.pdf
3) American Thoracic Society：Hospital-acquired pneumonia in adults: diagnosis, assessment of severity, initial antimicrobial therapy and preventive strategies. A consensus statement. Am J Respir Crit Care Med 153(5)：1711-1725, 1995
4) Girou E, et al：Association of noninvasive ventilation with nosocomial infections and survival in critically ill patients. JAMA 284(18)：2361-2367, 2000
5) Craven DE, et al：Contaminated condensate in mechanical ventilator circuits. A risk factor for nosocomial pneumonia? Am Rev Respir Dis 129(4)：625-628, 1984
6) Kollef MH, et al：Mechanical ventilation with or without 7-day circuit changes. A randomized controlled trial. Ann Intern Med 123(3)：168-174, 1995
7) CDC：Guideline for prevention of catheter-associated urinary tract infections, 2009.
https://www.cdc.gov/infectioncontrol/pdf/guidelines/cauti-guidelines.pdf
8) Tambyah PA, et al：A prospective study of pathogenesis of catheter-associated urinary tract infections. Mayo Clin Proc 74(2)：131-136, 1999
9) Garibaldi RA, et al：An evaluation of daily bacteriologic monitoring to identify preventable episodes of catheter-associated urinary tract infection. Infect Control 3(6)：466-470, 1982
10) Saint S, et al：Indwelling urinary catheters: A one-point restraint? Ann Intern Med 137(2)：125-127, 2002
11) Warren JW, et al：A prospective microbiologic study of bacteriuria in patients with chronic indwelling urethral catheters. J Infect Dis 146(6)：719-723, 1982
12) CDC：Guidelines for the prevention of intravascular catheter-related infections, 2011.
https://www.cdc.gov/infectioncontrol/guidelines/pdf/bsi/bsi-guidelines-H.pdf
13) CDC：*Clostridium difficile* Infections.
https://www.cdc.gov/hai/organisms/cdiff/cdiff_faqs_hcp.html
14) Cohen SH, et al：Clinical practice guidelines for *Clostridium difficile* infection in adults: 2010 Update by the Society for Healthcare Epidemiology of America (SHEA) and the Infectious Diseases Society of America (IDSA). Infect Control Hosp Epidemiol 31(5)：431-455, 2010
15) Surawicz CM, et al：Guidelines for diagnosis, treatment, and prevention of *Clostridium difficile* infections. Am J Gastroenterol 108(4)：478-498, 2013

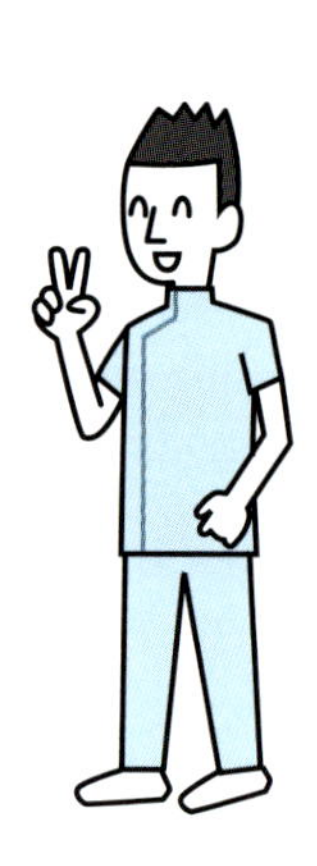

第8章

手術に関わりのある耐性菌

手術後は様々な病原体が手術部位感染（SSI：Surgical Site Infection）を引き起こしています。それは患者の皮膚や腸管にもともと住み着いている微生物が原因菌になることが多いのです。ここでは手術に関連することの多い耐性菌について解説します。

① MRSA

MRSAは「メチシリン耐性黄色ブドウ球菌（Methicillin-Resistant *Staphylococcus aureus*）」の略語ですが、メチシリンのみに耐性とは思わないでください。MRSAはメチシリンも含む多くの抗菌薬に耐性を獲得した黄色ブドウ球菌のことです。そして、「院内感染型MRSA」と「市中感染型MRSA」があります。

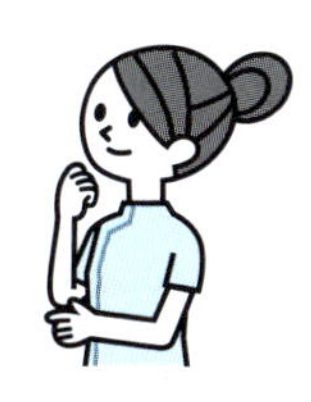

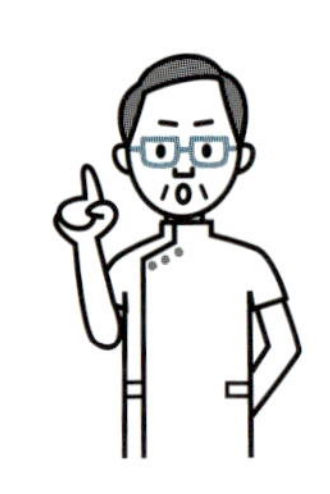

院内感染型MRSAは1980年代の後半より、国内各地の医療施設で問題となり始め、現在は病院で分離される黄色ブドウ球菌の約半数がMRSAとなっています。MRSAに感染している人のほとんどは何ら症状を呈しない保菌者ですが、抗がん剤治療や手術などによって抵抗力が低下すると、重篤な感染症を発症することがあります。

このような院内感染型MRSAに加え、1990年代以降には健康な成人や小児において、市中感染型MRSAによる感染症が報告されるようになりました。このMRSAは、市中に存在している黄色ブドウ球菌が、院内感染型MRSAとは異なる経緯で*mecA*耐性遺伝子を獲得して出現したものと考えられています。市中感染型MRSAは、院内感染型MRSAとは臨床的、疫学的、細菌学的に異なっており、危険因子（手術や透析など）のない人において発症します。皮膚・軟部組織感染症が最も多いのですが、壊死性肺炎、壊死性筋膜炎、重症骨髄炎、敗血症などの重症感染症がみられることもあります。

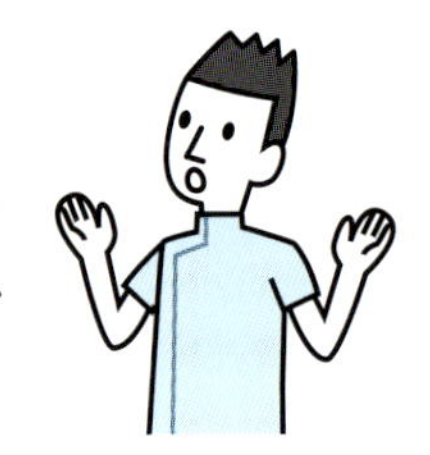

Point

MRSAは院内感染型と市中感染型がある。両者は臨床的、疫学的、細菌学的に異なる。

それではMRSAの鼻腔除菌についてはどのようにしたらよいのでしょうか？米国外科学会＆米国外科感染症学会（ACS&SIS：American College of Surgeons and Surgical Infection Society）は黄色ブドウ球菌のスクリーニングおよび除菌は、ベースラインのSSIおよびMRSA保菌率を参考にして判断するとしています[1)]。すなわち、特定の手術を受けた患者でMRSA感染症が多い、特定の地域の集団でMRSA保菌率が高い、などが判明したときに、スクリーニングと

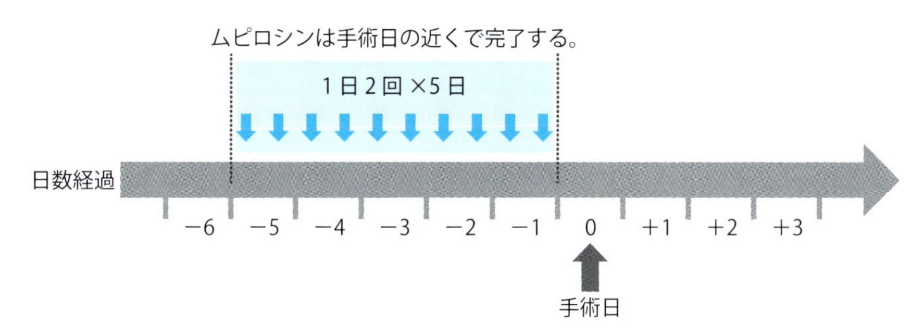

図20 MRSA 鼻腔除菌プロトコール

除菌を検討するということになります。そして、除菌する場合は、プロトコールを効果的にするために、手術日の近くで完了すべきであるとしています（図20）[1]。米国医療薬剤師会（ASHP：American Society of Health-System Pharmacists）は、人工関節全置換術および心臓手術の前には、黄色ブドウ球菌の保菌スクリーニングと鼻腔のムピロシン除菌を推奨しています[1]。

Point

MRSA のスクリーニングおよび除菌は、人工関節全置換術および心臓手術の前には実施してもよい。すべての患者にルチーンに実施することはない。

Column　*mecA* 耐性遺伝子

βラクタム系の作用点はペニシリン結合蛋白質（PBP：Penicillin Binding Protein）です。メチシリン感受性黄色ブドウ球菌（MSSA：Methicillin-Susceptible *Staphylococcus aureus*）は4種類の PBP（PBP1〜4）を作るのですが、これらはいずれもβラクタム系と強く結合するので、βラクタム系の投与によって、細胞壁の合成が阻害されます。しかし、MRSA はこれらに加えて、βラクタム系に親和性の低い PBP-2a［PBP-2′（PBP-2 プライム）とも呼ばれます］も産生するため、βラクタム系の存在下でも細胞壁合成機能は損なわれず、すべてのβラクタム系に耐性を示すようになりました。この PBP-2a をコードする遺伝子が *mecA* 耐性遺伝子なのです。

② 緑膿菌

緑膿菌は土壌や汚水など、日常生活環境に広く生息しているブドウ糖非発酵グラム陰性桿菌です。病院内では、流し台や水道の蛇口、部屋の花瓶、トイレの便器などに常在しています。また、緑膿菌は栄養環境が不十分であっても容易に生育することでも知られています。健康な人の腸管（2～5%）や皮膚（0～2%）からも検出されます。

Point

緑膿菌は環境に広く生息している。

緑膿菌は多くの抗菌薬に自然耐性であり、抗菌薬の多用に伴う獲得耐性が加わることにより、院内感染症の原因菌となっています。この菌は健康な人においては病原性を示さないのですが、造血器疾患患者、担がん患者、熱傷患者などの免疫不全患者では重篤な感染症（例：肺炎や敗血症）や難治性感染症をしばしば引き起こします。緑膿菌はエンドトキシンなどの毒素を産生するので、エンドトキシンショックを誘発しやすいという特徴があります。またバイオフィルムを形成しやすいという性質を持っています。

Point

緑膿菌は日和見病原体であり、免疫不全患者に感染症を引き起こす。このとき、エンドトキシンショックを合併しやすいので注意を要する。

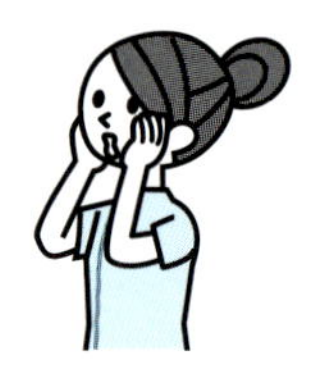

③ アシネトバクター属

アシネトバクター属は自然環境に生息しているグラム陰性短桿菌です。自然界に広く分布し、土壌や河川水などでみられます。また、ヒトの腸管，呼吸器，皮膚などの常在菌としても存在します。種々の検体より分離され、日和見感染を起こす病原体です。多くの抗菌薬に耐性を示すので、病原性は乏しいものの、広域抗菌薬によって菌交代現象として検出されます。この細菌には多くのタイプがあり、すべてがヒトに感染症を引き起こすことができるのですが、アシネトバクター・バウマニ（*Acinetobacter baumannii*）がアシネトバクター感染症の約80% を引き起こしています[2)]。アシネトバクター感染症のアウトブレイクは、集中治療室や重篤な患者が入院している医療現場において発生するのが一般的であり、医療現場以外で発生することはほとんどありません[2)]。

Point

アシネトバクター属は日和見病原体であり、アウトブレイクは集中治療室や重篤な患者が入院している医療現場において発生する。医療現場以外で発生することはほとんどない。

アシネトバクター属が健康な人を脅かすことはほとんどありません。しかし、免疫低下患者、慢性肺疾患患者、糖尿病患者はアシネトバクター感染症に罹患しやすいので注意が必要です。特に、人工呼吸器が装着されている重症患者、長期入院の患者、開放創のある患者、尿道留置カテーテルのような器具が挿入されている患者では発症の危険性が高いといえます[2)]。

アシネトバクター属は様々な感染症（肺炎から重症菌血症や創部感染まで幅広い）を引き起こしますが、保菌している人もいるので、感染症や症状のない人で菌が検出されることがあります（特に気管切開部分や開放創で保菌がみられます）。したがって、アシネトバクター属を検出しても、必ずしも感染症の原因菌になっているということではありません。

Point

アシネトバクター属を検出しても、必ずしも感染症の原因菌になっているということではない。

アシネトバクター属は皮膚に生息することができ、また環境にも数日間生存できます[2)]。ヒトとヒトの接触や汚染環境表面への接触によって、感受性のある人に拡散してゆきます。汚染された医療器具や医療従事者の手などを通じて、他の患者に伝播することもあります。すなわち、主な感染経路は接触感染なので、手指衛生や環境清掃を徹底すれば、アシネトバクター属の伝播を減らすことができるのです。

Point

アシネトバクター属は環境に数日間生存でき、ヒトの接触や汚染環境表面への接触によって拡散する。

④ ESBL 産生菌

ペニシリナーゼはペニシリンを分解するβラクタマーゼですが、基本的にセファロスポリン系は分解できません。この遺伝子に突然変異が生じて、分解可能な抗菌薬の種類が広がり、第三世代以降のセファロスポリン系も分解することができるβラクタマーゼができ上がりました。これを ESBL（Extended-Spectrum β-Lactamase）といいます。ESBL は「基質特異性拡張型βラクタマーゼ」と訳されています。ESBL 産生遺伝子を獲得した細菌は ESBL を産生できるようになるので、様々な抗菌薬に耐性になります。

Point

ESBL 産生菌は第三世代以降のセファロスポリン系も分解することができる。

ESBL 産生菌はセファマイシン系やカルバペネム系を除き、ほとんどのペニシリン系、セファロスポリン系、モノバクタム系に耐性を示します。この遺伝子は大腸菌や肺炎桿菌など異なる菌種（基本的に腸内細菌科細菌の仲間）に移動できるので、プロテウス・ミラビリス（*Proteus mirabilis*)、セラチア・マルセッセンス（*Serratia marcescens*)、エンテロバクター・クロアカ（*Enterobacter cloacae*）など、多菌種の耐性菌が生み出されてきています。

Point

ESBL 産生遺伝子は異なる菌種間でも伝播できる。

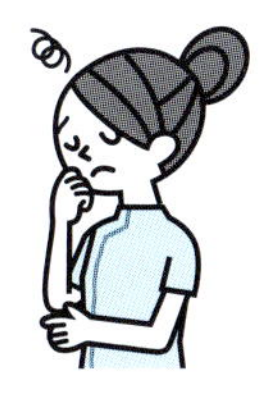

ESBL 産生菌の最初の報告は、1983年に欧州で第三世代セファロスポリン系の1つであるセフォタキシムに耐性を示した肺炎桿菌とセラチア・マルセッセンスでした。その頃、ESBL 産生菌は欧米を中心に検出率が高く、特に、肺炎桿菌による重症の院内肺炎が多くみられました。それ以降、ESBL 産生菌は世界中の臨床材料から分離されるようになりました。日本では、1995年に初めて報告され、2000年頃より増加しています。ESBL 産生菌の割合は国、地域、病院毎に異なっています。また、菌種によっても違いがあります。そのため、自施設での ESBL 産生菌の検出状況を把握しておくことが大切です。

Point

最近、ESBL 産生菌の占める割合が増えてきた。

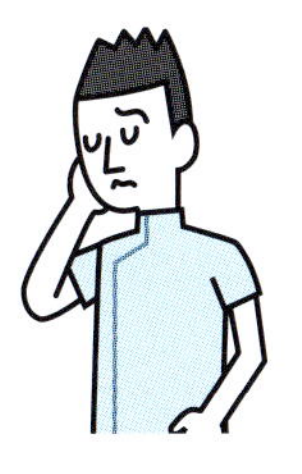

Column 腸内細菌科細菌

腸内細菌叢と腸内細菌科細菌を混乱しないようにしてください。「腸内細菌叢≠腸内細菌科細菌」です。腸内細菌科細菌は「グラム陰性桿菌である」「通常の培地でよく発育する」「通性嫌気性菌（酸素の有無にかかわらず生育できる細菌）である」「ブドウ糖を発酵する」などの条件を満たした細菌です。大腸菌、クレブシエラ属、セラチア属（*Serratia* spp.）、プロテウス属（*Proteus* spp.）、サルモネラ属（*Salmonella* spp.）などが含まれます。

大腸に生息している細菌のほとんどがバクテロイデス属（*Bacteroides* spp.）を代表とした嫌気性菌ですが、これは腸内細菌科細菌の条件に当てはまりません。緑膿菌はブドウ糖非発酵グラム陰性桿菌なので、やはり腸内細菌科細菌ではありません。腸球菌はグラム陽性球菌なので、腸内細菌科細菌には属さないのです。すなわち、腸内細菌科細菌は腸内細菌叢の微生物の1％にも満たないのです。

通常、腸内細菌科細菌は無害ですが、院内感染などによって尿路系感染、呼吸器系感染、血流感染、SSIなどを引き起こすことがあります。

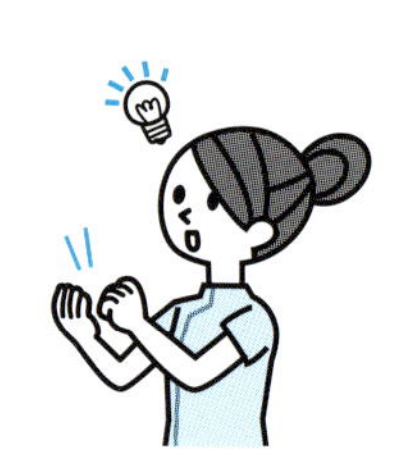

5 カルバペネム耐性腸内細菌科細菌

腸内細菌科細菌をカルバペネム系に対する感受性の視点から分類すると、「カルバペネム感受性菌」と「カルバペネム耐性菌」があり、後者をカルバペネム耐性腸内細菌科細菌（CRE：Carbapenem-Resistant *Enterobacteriaceae*）といいます。そして、カルバペネマーゼ産生の視点から分類すると、「カルバペネマーゼ産生腸内細菌科細菌（CPE：Carbapenemase-Producing *Enterobacteriaceae*）」と「CPE以外」があるのです。カルバペネマーゼは、カルバペネム系のみならず、フルオロキノロン系やアミノグリコシド系などの他の抗菌薬も不活化する

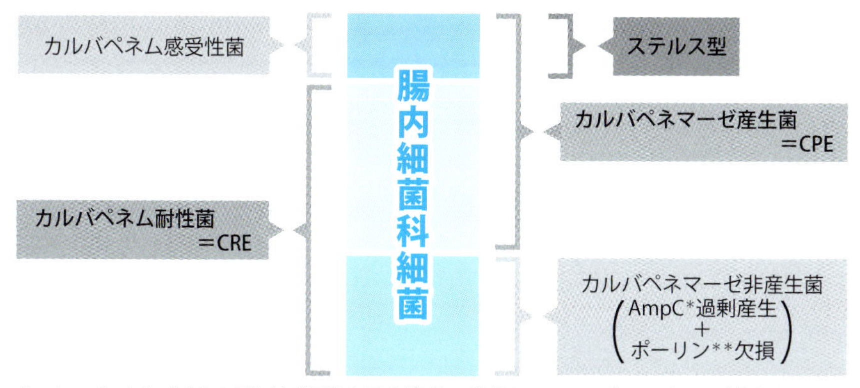

＊　AmpC：カルバペネム系には感受性を示すが、第三世代セファロスポリン系には耐性となるβラクタマーゼ。
＊＊ポーリン：外膜透過孔。この孔が減少すると、βラクタム系が細胞壁内に入り込めなくなる。

図21　腸内細菌科細菌とカルバペネマーゼ

酵素であり、KPC 型（「*Klebsiella pneumoniae* Carbapenemase」に由来）、NDM 型（「New Delhi Metallo-β-Lactamase」に由来）、OXA 型（「oxacillin」に由来）などがあります。日本では IMP 型が多いことが知られています。

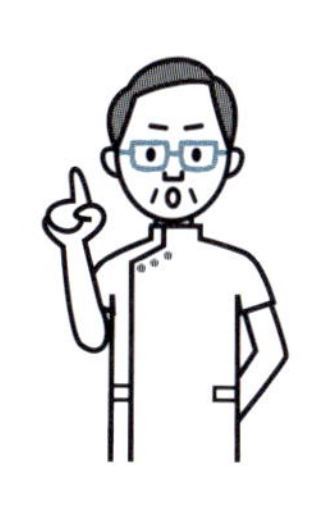

問題は、カルバペネム耐性菌とカルバペネマーゼ産生菌は一致しないことなのです（図21）。CRE だから、必ずカルバペネマーゼを産生しているということはなく、産生しない CRE があるのです。逆に、CPE だから、必ずカルバペネム系に耐性化ということはなく、感受性を示していることもあるのです（これをステルス型と呼んでいます）。

Point

腸内細菌科細菌は「カルバペネム感受性菌」と「カルバペネム耐性菌（CRE）」がある。そして、「カルバペネマーゼ産生菌（CPE）」と「カルバペネマーゼ非産生菌」がある。これらを混同しないようにする。

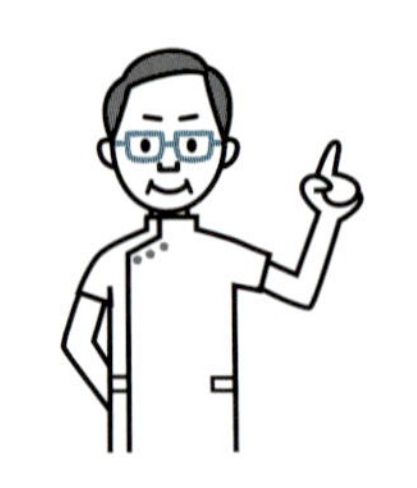

CPEはカルバペネム系に耐性の有無にかかわらず、標準予防策に加え、接触予防策を徹底しなければなりません。一方、CPE以外のCREについては標準予防策で対応することとなっています[3]。どうして、CPEでは厳しい感染対策を実施する必要があるかというと、カルバペネム系に対して高度耐性を示す頻度が高く、耐性遺伝子が伝達性プラスミド上に存在することが多いため、高率に他の腸内細菌科細菌に遺伝子が拡散されるからです。

Point

CPEは「標準予防策＋接触予防策」で対応する。CPE以外のCREは標準予防策で対応する。

CREによる感染症を発症した場合には、感染症法の5類全数報告疾患として、届け出をしなければなりません。保菌であれば届け出の必要はありません。

⑥ コアグラーゼ陰性ブドウ球菌

SSIの原因菌として、特に問題となるのはブドウ球菌です。ブドウ球菌はコアグラーゼを産生する黄色ブドウ球菌と、コアグラーゼを産生しないブドウ球菌（コアグラーゼ陰性ブドウ球菌）に大きく分類されます。後者には表皮ブドウ球菌などの様々な細菌があります。表皮ブドウ球菌はヒトの口腔内、皮膚、消化管などに常在する細菌で、病原性は低く、健康な人ではほとんど問題となりません。しかし、心臓に人工弁のある患者では心内膜炎を引き起こしたり、中心静脈カテーテルが挿入されている患者では菌血症を合併することがあります。表皮ブドウ球菌の中でメチシリンへの耐性を獲得したものがメチシリン耐性表皮ブドウ球菌（MRSE：Methicillin-Resistant *Staphylococcus epidermidis*）です。

Point

表皮ブドウ球菌は日和見病原体であり、心臓に人工弁のある患者や中心静脈カテーテルが挿入されている患者などで感染症を発症させることがある。

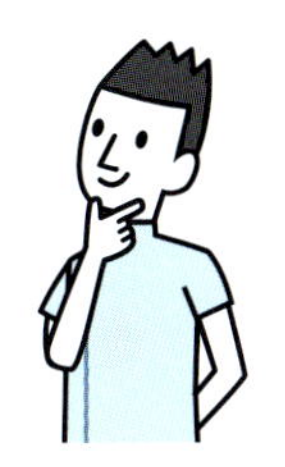

Reference

1）Ban KA, et al：American College of Surgeons and Surgical Infection Society：Surgical site infection guidelines, 2016 Update. J Am Coll Surg 224(1)：59-74, 2017
2）CDC：*Acinetobacter* in healthcare settings.
http://www.cdc.gov/HAI/organisms/acinetobacter.html
3）四学会連携提案：カルバペネムに耐性化傾向を示す腸内細菌科細菌の問題（2017）―カルバペネマーゼ産生菌を対象とした感染対策の重要性―.
http://www.kankyokansen.org/uploads/uploads/files/jsipc/yongakkai_CRE-CPE.pdf

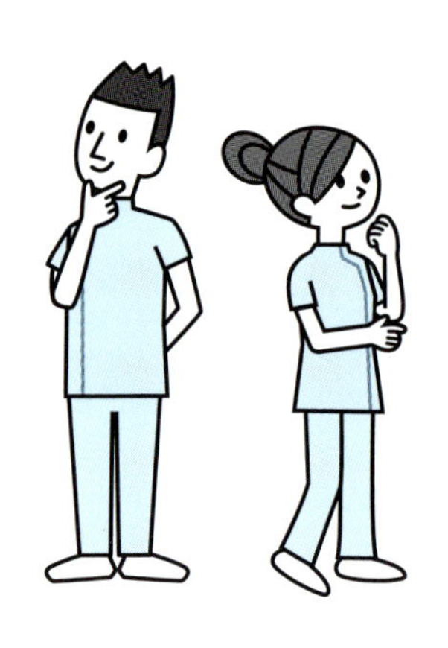

第9章

ワクチン

ワクチンで防げる病気（VPD：Vaccine Preventable Diseases）には様々なものがあります。ワクチンによって感染を100％防ぐことはできなくても、症状を軽減させることができます。そのため、積極的に接種することが大切であり、それは手術患者も例外ではありません。手術前だからワクチンを接種しないという判断は、VPD対策から逸脱することになります。ここでは患者および医療従事者へのワクチンについて解説します。

① 患者とワクチン

ときどき「麻酔が控えているから、ワクチン接種は避けよう」とか「手術予定なので、接種は手術後にしよう」などと考える人がいます。しかし、不活化ワクチンであっても、弱毒生ワクチンであっても、麻酔や手術の前であることが接種の禁忌となることはありません。もちろん、ワクチンの成分によってアナフィラキシーを呈したことがあると明らかな人には、如何なるワクチンであっても接種できませんし、妊婦や免疫不全患者には弱毒生ワクチンの接種は控えます。

米国疾病管理予防センター（CDC：Centers for Disease Control and Prevention）は「可能ならば、化学療法の開始前、免疫抑制薬による治療の前、照射または脾臓摘出の前に、必要なワクチンをすべて接種するのが望ましい」としています[1)]。免疫を低下させる治療の前に接種されていれば、治療後であっても免疫が維持されるからです[1)]。例えば、脾臓摘出患者では肺炎球菌などの莢膜保有菌による重症感染症に罹患しやすいので、脾臓摘出手術の「後」ではなく、「前」に接種することが望ましいといえます。

Point

化学療法の開始前、免疫抑制薬による治療の前、照射または脾臓摘出の前に、必要なワクチンをすべて接種する。

秋から冬になると、インフルエンザワクチンの接種が始まりますが、手術前だからといって接種を遅延させる必要はありません。手術前に接種しなかった場合、手術後の免疫力の低下している時期にインフルエンザウイルスに感染してしまうと、重症化してしまいます。

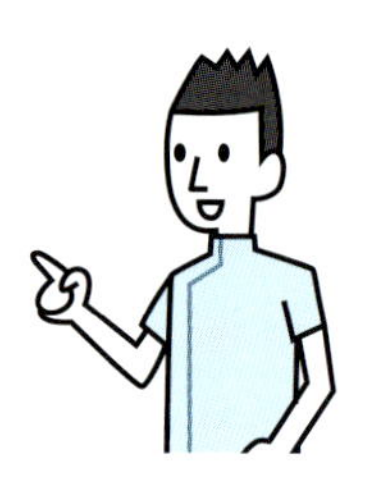

② 医療従事者とワクチン

1 HBV ワクチン

術者や器械出しの看護師が、手術中に鋭利物で手指を傷付けてしまうことがあります。このとき、創部に患者の血液が入り込んでしまうため、血液媒介病原体に感染してしまうのではないかと心配になってしまいます。もちろん、そのような経路にて感染する可能性はありますが、「B 型肝炎ウイルス（HBV：Hepatitis B Virus）は針刺しをしなくても感染することがある」ということも知っておいてほしいと思います。

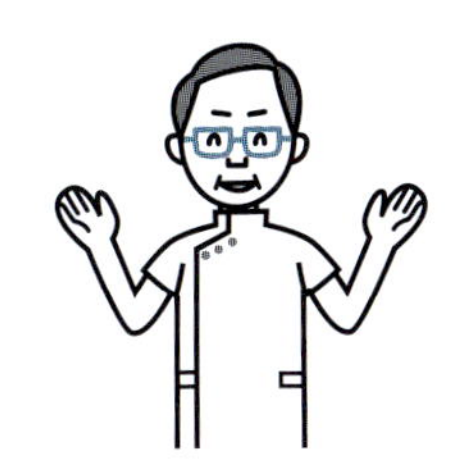

HBVは室温にて環境表面の乾燥血液の中で少なくとも1週間は生存し続けることができ、皮膚の引っ掻き傷や擦り傷などから体内に侵入することがあります。すなわち、「知らない間の感染」がありうるのです。そのため、すべての医療従事者は就職時または学生の間にワクチンを接種して、HBs抗体を獲得しておかなければなりません。HBVワクチンは妊婦にも禁忌ではなく、胎児への副反応の危険性もありません。妊娠中の医療従事者にも安心して接種できます。

HBVワクチンは3回接種で1コースです。具体的には、1回目の接種、1回目の接種の1ヶ月後（2回目）、1回目の接種の6ヶ月後（3回目）に接種することになります（「0-1-6ヶ月目の接種」）。3回接種が終了してから1～2ヶ月後にHBs抗体検査を実施します。

Point

HBVは針刺しをしなくても感染することがある。

Point

HBVワクチンは3回接種で1コースである。妊婦にも接種できる。

しかし、多忙であったとか、接種を忘れていたという理由で2回目や3回目の接種が忘れられたり、中断されてしまうことがあります。このような場合は、思い出したら接種します。1回目の接種後に2回目の接種が忘れられていたら、2回目は可能な限りすぐに接種します。そして、3回目の接種は2回目から少なくとも2ヶ月の期間を空けて接種します。例えば、1回目の5ヶ月後に2回目接種した場合には、3回目を当初の予定通りに1回目の6ヶ月後に接種してはいけません。そのような接種では2回目と3回目がわずか1ヶ月の間隔になってしまうからです。とにかく、3回目を接種するためには、「2回目から少なくとも

2ヶ月を空ける」かつ「1回目から4ヶ月以上を空ける」の2条件を満たさなければなりません[2]。3回目の接種のみが忘れられていた場合は、可能になったときに接種して構いません。接種間隔が延長してしまったということで、HBVワクチンの接種コースを最初から始める必要はありません[3]。

Point

HBV ワクチンのコースを中断していた人において、接種を再開するときは、そのコースを継続すればよい。最初から接種し直す必要はない。

HBV ワクチンの1コース（3回接種）を実施したにもかかわらず、HBs 抗体が十分に獲得できない人がいます。このような人には2コース目を接種します。1コース目で HBs 抗体を獲得できなかった人が2コース目で獲得できる可能性は30～50% です。2コースにても抗体を獲得できない人には以後のコースは実施しません[4]。2コースの接種にもかかわらず、HBs 抗体を獲得できない HBs 抗原陰性の人は HBV 感染に感受性があるので、「HBV 感染の予防策」や「HBs 抗原陽性血液への曝露がみられた場合の B 型肝炎用免疫グロブリンの投与の必要性」について説明する必要があります。

Point

HBV ワクチンの1コースで HBs 抗体を獲得できない人には2コース目まで実施する。

HBV ワクチンの接種によって獲得された HBs 抗体は、時間の経過とともに次第に減弱し、接種後8年以上経過すると約60% の人において検出されなくなります。しかし、HBs 抗体が検出感度以下になっても、急性肝炎や慢性感染に対する抵抗性は保たれるので、HBV ワクチンの追加接種は必要ありません[4,5]。

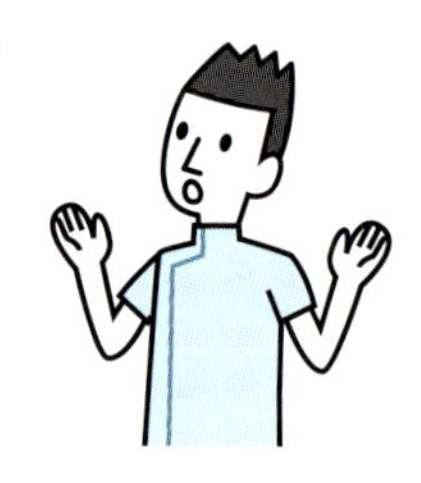

どうして、HBs抗体価が低下してもHBVから防御できるのでしょうか？通常、HBVに感染した場合、潜伏期間（1～6ヶ月間：平均3ヶ月間）の後に肝酵素が上昇しますが、HBs抗体はさらに1～2ヶ月ほど経過してから増加します。しかし、過去に免疫された人にHBs抗原が侵入した場合、HBs抗体の増加は迅速（2～4週間）であり、74～100%の人で反応します[6)]。すなわち、潜伏期間が終わる頃には体中にHBs抗体が流れているのです。

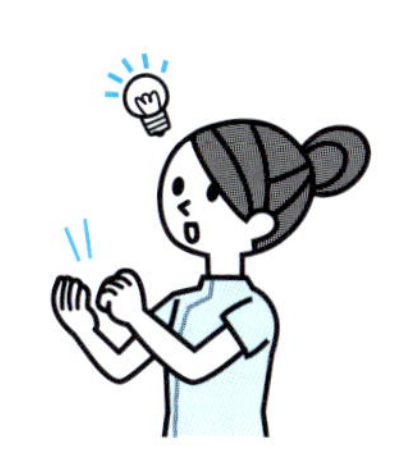

Point

HBVワクチンの接種によってHBs抗体が獲得されれば、時間の経過とともに抗体価が減弱して検出感度以下となっても、追加接種する必要はない。

2 インフルエンザワクチン

すべての医療従事者はインフルエンザワクチンを接種すべきです。妊娠している可能性があるということで、接種を辞退してはいけません。むしろ、妊娠しているならば、積極的に接種する必要があるのです。ここでは、妊婦へのインフルエンザワクチンの接種の重要性について解説します。

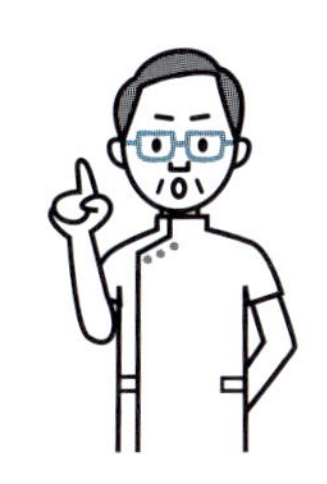

妊婦はインフルエンザに罹患すると、重症合併症を併発する危険性の高い集団です。妊婦では心拍数や酸素消費が増加しており、横隔膜が子宮によって押し上げられているので、肺気量が低下しています。また、免疫機能も変化しています[7)]。過去のパンデミックインフルエンザや季節性インフルエンザにおける妊婦での研究では、妊婦のインフルエンザは重症になりうることが指摘されています[8)]。多くの妊婦は合併症なく経過するものの、一部の妊婦では急速に進行して、肺炎などの

二次合併症を併発します。また、自然流産や早産も報告されており、特に肺炎を合併した女性に顕著でした[8)]。

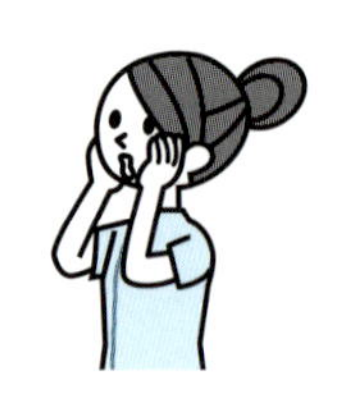

妊婦がインフルエンザに罹患したときに被害を受けるのは、妊婦のみではなく、胎児にもダメージが与えられます。実際、妊娠前期（第1トリメスター）の妊婦が高熱を呈すると、胎児の神経管閉鎖障害の危険性が2倍になり、その他の出生異常を引き起こすことが知られています[8)]。そして、出産時の母体の高熱は新生児期・発達期での問題（新生児痙攣、脳症、脳性麻痺、新生児死亡など）の危険因子となっているのです[8)]。

さらに、母体へのインフルエンザワクチン接種は、生後6ヶ月までの乳児においてインフルエンザの罹患を63% 減少させ、母親および乳児の有熱性呼吸器疾患を約3分の1に減らします。母体への接種による母子移行抗体は乳児に相当有益なのです[9)]。

妊婦2,000人以上を対象としたインフルエンザワクチンの研究により、胎児への影響の心配はないことが明らかとなっています。2000～2003年に、米国では推定で200万人の妊婦がインフルエンザワクチンを接種されましたが、この期間に有害事象が報告されたのは、わずか20人に過ぎませんでした[7)]。そのほとんどが接種部位反応、発熱、頭痛、筋肉痛などであり、流産は3件のみの報告でした。そして、その流産もまた、ワクチンとは関連がなかったという結論でした。したがって、妊婦にはインフルエンザワクチンの接種が強く推奨されるのです。

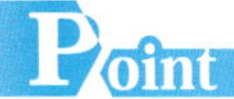

インフルエンザワクチンは妊婦にも接種することが推奨される。

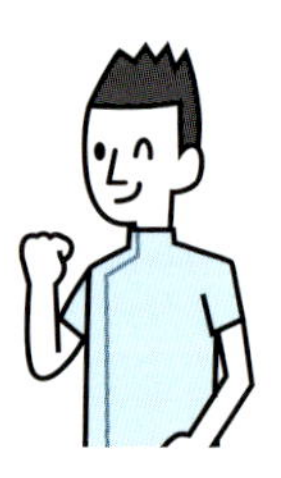

3 麻疹・風疹・水痘・ムンプスワクチン

麻疹・風疹・水痘・ムンプスワクチンは弱毒生ワクチンです。そのため、妊婦に接種することはできません。妊娠可能な婦人においては、あらかじめ約1ヶ月間避妊した後に接種します。また、ワクチン接種後約2ヶ月間は妊娠しないように指導します。免疫機能に異常のある疾患の患者や、免疫抑制をきたす治療を受けている患者も接種を避けます。

医療従事者がこれらの感染症に罹患した場合、院内感染を引き起こす危険性があるため、医療従事者はワクチンを接種して免疫を獲得しておく必要があります。この場合、2回接種が求められています。ワクチンを2回接種したにもかかわらず、抗体が獲得できなかったとしても「免疫のエビデンスあり」として取り扱います[10,11]。弱毒生ワクチンが接種された人の約90～95%が、接種後2週間以内に抗体を獲得できることが知られています[1]。

Point

麻疹・風疹・水痘・ムンプスワクチンは2回接種が推奨される。

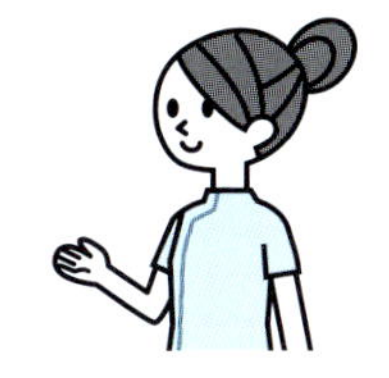

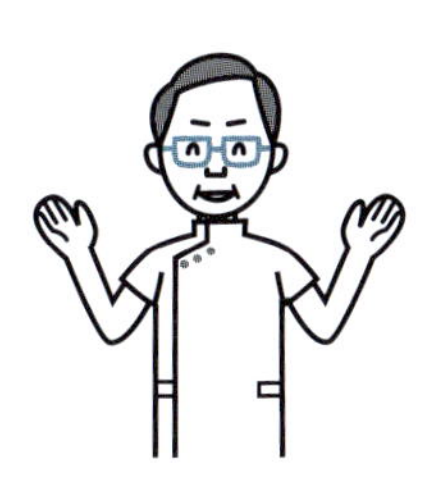

それでは、医療従事者に接種することによって、ワクチンウイルスが体内で増殖し、免疫不全の患者をケアしたときに伝播する心配はないのでしょうか？　そのような心配はありません。正常免疫の人に接種しても、その体内での増殖は限定されており、周囲の人々に伝播することはありません。しかし、免疫不全の人に接種してしまうと体内での増殖が著しく、周囲の人々に感染させることはあります。接種者から周囲の人への水痘ワクチンウイルスの伝播についての研究があります。正常免疫の人からの伝播は5,500万接種当たり、5人程度ですが、免疫不全の人からの伝播については、白血病患者に接種してしまった場合、88接種当た

り15人（17%）の健康同胞（感受性あり）への感染がありました[11]。

Point

麻疹・風疹・水痘・ムンプスワクチンを免疫不全の人に接種すると、その人から周囲の人にワクチンウイルスが伝播することがある。正常免疫の人に接種しても周囲の人に伝播することはない。

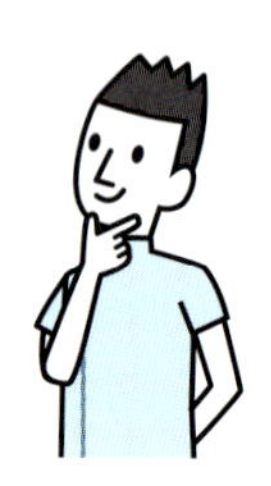

Reference

1）CDC：General recommendations on immunization.
http://www.cdc.gov/mmwr/pdf/rr/rr6002.pdf
2）CDC：Hepatitis B：Chapter 3　Infectious diseases related to travel.
https://wwwnc.cdc.gov/travel/yellowbook/2018/infectious-diseases-related-to-travel/hepatitis-b
3）CDC：Hepatitis A and Hepatitis B vaccines: Be Sure Your Patients Get Corect Dose.
http://www.immunize.org/catg.d/p2081.pdf
4）CDC：Guideline for infection control in health care personnel, 1998.
http://www.cdc.gov/hicpac/pdf/infectcontrol98.pdf
5）CDC：Updated U.S. Public Health Service Guidelines for the management of occupational exposures to HBV, HCV, and HIV and Recommendations for postexposure prophylaxis, 2001.
http://www.cdc.gov/mmwr/PDF/rr/rr5011.pdf
6）CDC：A comprehensive immunization strategy to eliminate transmission of hepatitis B virus infection in the United States.
http://www.cdc.gov/mmwr/PDF/rr/rr5516.pdf
7）CDC：Prevention and control of influenza：Recommendations of the Advisory Committee on Immunization Practices（ACIP）, 2008.
https://www.cdc.gov/mmwr/pdf/rr/rr57e717.pdf
8）CDC：Pregnant women and novel influenza A（H1N1）virus: Considerations for clinicians.
http://www.cdc.gov/h1n1flu/clinician_pregnant.htm
9）Zaman K, et al：Effectiveness of maternal influenza immunization in mothers and infants. N Engl J Med 359（15）：1555-1564, 2008
10）CDC：Prevention of measles, rubella, congenital rubella syndrome, and mumps, 2013.
http://www.cdc.gov/mmwr/pdf/rr/rr6204.pdf
11）CDC：Prevention of varicella.
http://www.cdc.gov/mmwr/pdf/rr/rr5604.pdf

第10章

血液・体液曝露対策

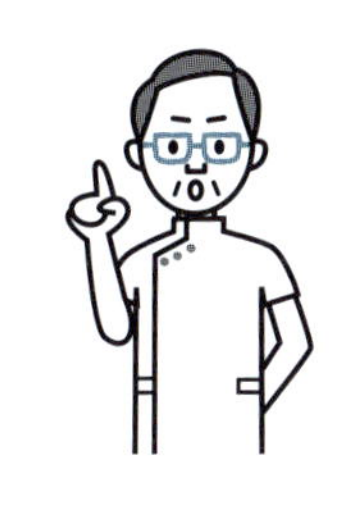

針刺しなどの血液・体液曝露は医療従事者の健康を脅かす重大な出来事です。そのため、針刺しを防ぐ方法や針刺しが発生した場合の対応は確立しておかなければなりません。このような血液・体液曝露は「患者⇒医療従事者」のみで発生することはありません。「医療従事者⇒患者」の発生もあるのです。すなわち、医療従事者が血液媒介病原体に感染している場合、手術などの医療行為を行っているときに患者に感染させることがあるのです。これについての対策も徹底しなければなりません。

① 患者から医療従事者への感染防止

1 血液・体液曝露直後の対応

針刺しや切創のとき、最初に行うことは、血液または体液を石鹸と流水にて洗い流すことです。粘膜曝露ならば粘膜を流水で洗浄します[1)]。創部処置に消毒薬を用いることや、創部から液を絞り出すことが有効であるとするエビデンスはありません[1]。針刺しによるヒト免疫不全ウイルス（HIV：Human Immunodeficiency Virus）曝露が発生した場合、抗HIV薬による曝露後予防を実施するならば、一刻も早く内服を開始しなければなりません。創部から液を絞り出すことに時間を消耗してしまうことは得策ではありません。もちろん、創部から液を絞り出しても構いませんが、それには意味がないことを知っていて、早く次の段階に移行することが大切です。

Point

針刺しや切創が発生したときは、創部の血液または体液を石鹸と流水にて洗い流す。

血液媒介病原体の中で、B型肝炎ウイルス（HBV：Hepatitis B Virus）が最も感染力が強いことが知られています。過去には針刺しによって感染する可能性は「HBV 30%、C型肝炎ウイルス（HCV：Hepatitis C Virus）3%、HIV 0.3%」といわれたことがあります。現在は医療従事者のほとんどがHBs抗体を持っているので、HBVに感染する可能性はかなり低いといえます。HIVについても強力な抗HIV薬によって、HIV感染者／エイズ患者の血液中のウイルス量が著しく減少しています。また、HIV曝露後には医療従事者は抗HIV薬を内服するので、実際には職業感染することはなくなりました。「HBV 30%、HCV 3%、HIV 0.3%」が示しているのは、HBVが最も感染力が強く、HCVはその10分の1、HIVは100分の1であるということです。

Point

血液媒介病原体の中で、HBVが最も感染力が強い。

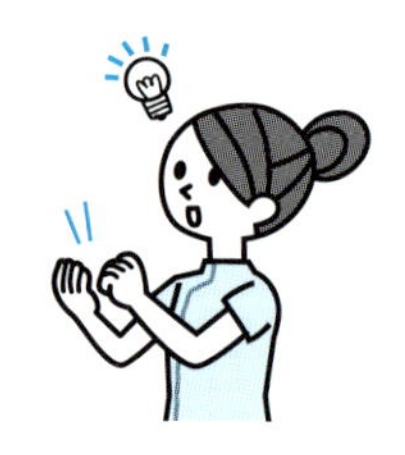

2 HBV 曝露

HBV に曝露した場合、曝露者の HBs 抗体および HBV ワクチン接種歴の有無で対応が決まります（図22）。HBV に曝露した医療従事者が HBs 抗体を獲得していれば、HBV に感染する危険性はないので、特に処置はありません[1)]。医療従事者が HBs 抗体を獲得していない場合には、B 型肝炎免疫グロブリン（HBIG：Hepatitis B Immune Globulin）や HBV ワクチンを投与します。HBIG が必要な場合は、針刺し後できるかぎりすぐに（24時間以内が望ましい）投与します。HBV ワクチンが必要であれば、それも可能な限りすぐに（24時間以内が望ましい）接種します[1)]。

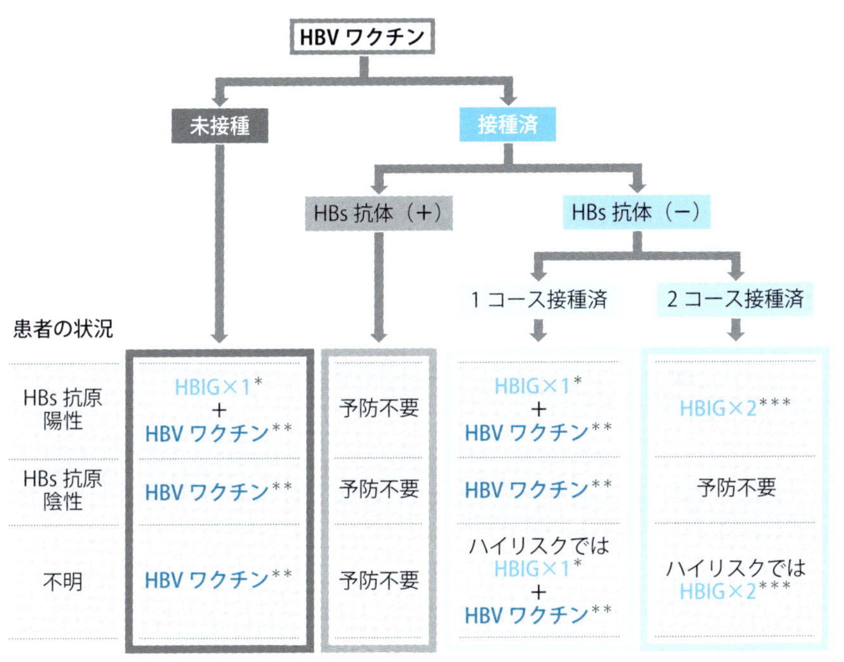

＊　HBIG×1：B 型肝炎免疫グロブリン（Hepatitis B Immune Globulin）を針刺し後 24 時間以内に投与する。
＊＊　HBV ワクチン：HBV ワクチンを「0-1-6 ヶ月目」に接種する。
＊＊＊HBIG×2：HBIG を曝露後 24 時間以内および 1 ヶ月後に投与する。

図22　針刺し後の対応―HBV について―

Point

HBV 曝露が発生した場合、曝露者の HBs 抗体および HBV ワクチン接種歴の有無で対応が決まる。

3 HCV 曝露

針刺しによる HCV 曝露が発生した場合、免疫グロブリン製剤やα-インターフェロンなどは使用しません[1]。これらの有効性については確認されていないし、むしろ副作用の方が問題となるからです。針刺しによる HCV 曝露の場合は、経過観察のみとなります。

Point

HCV 曝露が発生した場合は経過観察のみとなる。

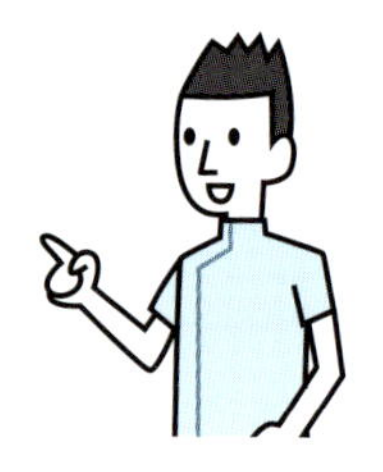

4 HIV 曝露

HIV に曝露したら、必ず抗 HIV 薬による曝露後予防を実施するということはありません。曝露を評価して内服が必要か否かを判定します。曝露後予防薬は伝播の危険性が無視できるほどの曝露では、内服の必要がありません。しかし、評価した結果、予防内服することとしたならば、迅速に開始しなければなりません。

米国疾病管理予防センター（CDC：Centers for Disease Control and Prevention）が2005年に公開した『医療従事者における職業上 HIV 感染』の報告によると、1999年以降は、わずか1例の確定例（HIV の培養中に針刺しをした検査技師）が報告されているに過ぎません（図23）[2]。すなわち、抗 HIV 薬の進歩によって、臨床現場における HIV の職業感染は発生しなくなりました。

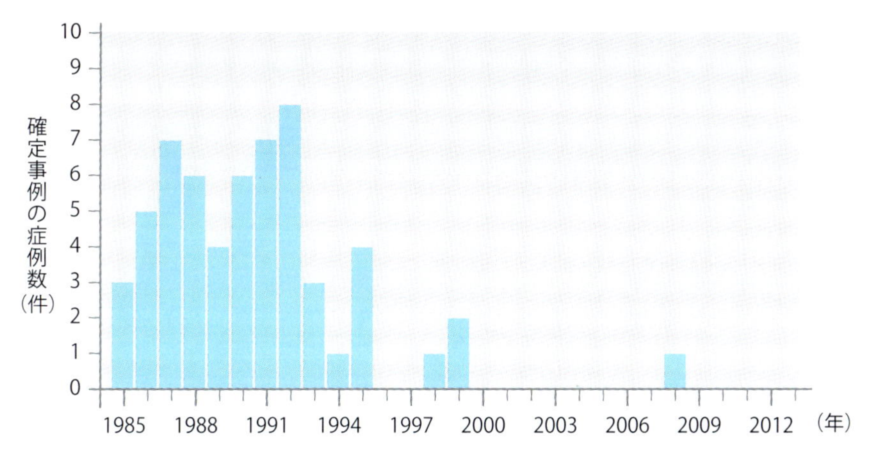

1985 ～ 2013 年の期間にCDC に報告された米国での医療従事者におけるHIV の職業感染の確定例の症例数（N＝58）を棒グラフで示している。

図23 CDC に報告されている医療従事者における HIV の職業感染の確定例の症例数―米国 1985～2013年―

（文献2より）

❶ HIV 曝露後予防

曝露後予防ではツルバダ®（エムトリシタビン＋テノホビルの合剤）およびアイセントレス®（ラルテグラビル）を4週間内服します。曝露後どのくらいの期間が経過してしまうと抗 HIV 薬の効果が期待できなくなるかについては不明です。動物実験によると、曝露後24～36時間以降に曝露後予防を開始すると、有効性が相当低下してしまうことがわかっています。しかし、ヒトにおいて、どのくらいの時間が経過すると曝露後予防に有効性がないかということについては確定されていないので、曝露後の時間が36時間を越えていても必要であれば曝露後予防を開始すべきです。長期間（1週間など）が経過していても、感染の危険性が高い曝露では考慮してもよいでしょう。

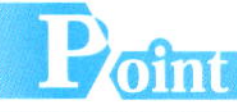

HIV 曝露後予防ではツルバダ®およびアイセントレス®を4週間内服する。

❷ HIV 曝露後の経過観察

HIV 曝露が発生した場合、曝露した人を経過観察しなければなりません。この場合、曝露後少なくとも4ヶ月間は観察します[3)]。しかし、HIV と HCV に同時感染している患者の血液・体液に曝露して HCV に感染した医療従事者には、HIV の経過観察期間を12ヶ月間まで延長します。もちろん、曝露からの時間的間隔にかかわらず、急性 HIV 感染症に一致した症状（発熱、リンパ節腫脹、咽頭痛、多発関節痛などのインフルエンザ様症状あるいは伝染性単核球症候群）がみられれば、HIV 検査を実施します。

Point

HIV 曝露後の経過観察は4ヶ月間行う。HIV と HCV に同時感染している患者の血液・体液に曝露して HCV に感染した医療従事者には、HIV の経過観察期間を12ヶ月間まで延長する。

5 梅毒曝露

過去には、手術前や内視鏡検査の前などに、患者の梅毒検査を実施している施設が多くみられました。梅毒に感染したドナーの血液を輸血されたことによって梅毒トレポネーマが伝播したという事例があったため[4,5)]、針刺しによっても梅毒に感染するのではないかと心配されたのです。しかし、針刺しで梅毒が伝播したという報告はありません。針刺しによる梅毒感染は理論的な可能性があるというだけなのです[6)]。そのため、梅毒検査陽性の患者の血液に曝露したからといって、抗菌薬を予防的に内服する必要はないのです。

Point

梅毒は針刺しでは伝播しない。そのため、針刺し後に抗菌薬を予防的に内服する必要はない。

② 医療従事者から患者への感染防止

1 「患者⇒医療従事者」と「医療従事者⇒患者」の血液曝露の相違

手術中に患者の体内で、術者が鋭利物によって自分の手指を傷付けると、患者は医療従事者の血液に曝露することになります。この時、医療従事者が血液媒介病原体（HBV、HCV、HIV）に感染していた場合は、患者が感染する可能性があります。そのため、適切な予防策が必要なのです。ただし、HBV、HCV、HIV に感染している医療従事者が血液媒介病原体に感染しているという理由のみで、医療行為から排除されてはならないことは強調されなければなりません[7]。

Point

医療従事者が血液媒介病原体に感染しているという理由のみで、医療行為から排除されてはならない。

同じ血液・体液曝露であっても「患者⇒医療従事者」と「医療従事者⇒患者」では、感染する危険性のある状況が異なります。経皮損傷が発生したとしても、それが患者の体の外部で発生したのならば、患者が医療従事者の血液に曝露することはないので感染の危険性は発生しません。例えば、瀉血（しゃけつ）、末梢および中心静脈カテーテルの留置、針生検、腰椎穿刺などでの針刺しは患者の体外で発生するので、「患者⇒医療従事者」への病原体の伝播はありえますが、「医療従事者⇒患者」への伝播はありません[8]。

Point

血液・体液曝露であっても「患者⇒医療従事者」と「医療従事者⇒患者」では、感染する危険性のある状況は異なる。

2 医療従事者から患者に感染した事例

実際、医療従事者から患者に感染したという報告があります[7]。1994年までに、CDCは42件の医療従事者から患者へのHBVの伝播（患者375人）を確認しています[9]。さらに2件の集団発生が報告されており、これらにはHBe抗原陽性の外科医が関連していました[10,11]。1996年以降は10件のHBVの伝播の報告がされています。

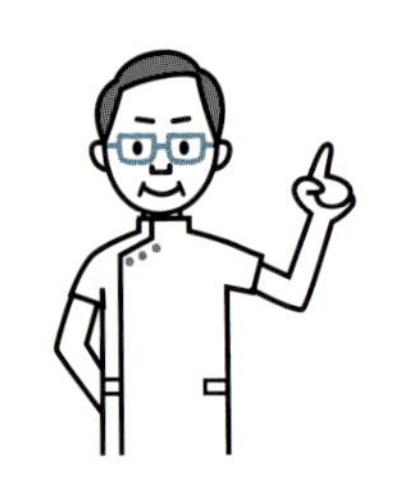

英国では心臓血管外科手術後において、外科医（第一助手）から患者にHCVが感染しました[12]。この外科医が治療した患者の遡及調査をしたところ、278人の患者のうち1人にHCV感染が確認されています[13]。英国の遡及調査を総計したところ、7,656人の患者のうち、15人（0.19%）に感染がみられました。発端患者を含むと0.26%の感染率となります。一般に、HCVの医療従事者から患者への伝播の危険性は、HBVよりも小さいことが知られています。これはHCVキャリアのウイルス量が、HBVキャリアよりも桁違いに少ないからです。

HIVについては、25年間で、わずか4件の医療従事者から患者への感染が報告されているに過ぎません[7]。1990年に米国において1件の集団感染（歯科医から6人の患者へ）[14]が報告されて以降、フランスでは2件（整形外科医、看護師から）[15,16]、スペインでは1件（産婦人科医から）[17]が報告されています。

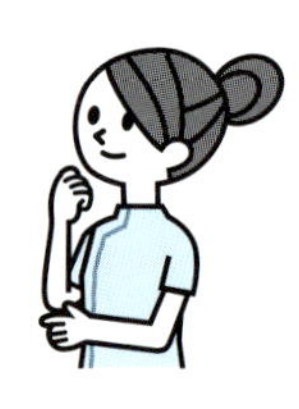

Point

医療従事者から患者に血液媒介病原体が伝播したという報告がある。HBVの伝播が最も多く、HCVの伝播は稀である。HIVの伝播はほとんどない。

3 HBV、HCV、HIV に感染している医療従事者と医療行為の制限

米国医療疫学学会（SHEA：Society for Healthcare Epidemiology of America）は、「医療従事者はHBVおよびHCVについては10^4GE/mL未満［註：GE（Genome Equivalents）/mL はウイルス量の単位であり、コピー /mL と同じと考えてよい］、HIV については5×10^2GE/mL 未満が維持され（年2回の検査が必要）、専門家審査委員会から業務の継続についての助言を得ているなどの対応がされていれば、カテゴリーⅠ～Ⅲの医療行為（表9）を行っても構わない」としています[7]。しかし、これ以上のウイルス量であれば、カテゴリーⅢの医療行為は制限されるとともに、「すべての侵襲的処置」「粘膜または破綻のある皮膚への接触」「手袋が推奨されている患者処置」においては二重手袋を着用することが推奨されます[7]。

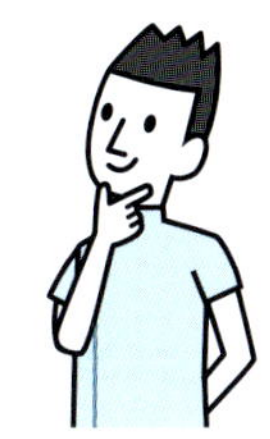

表9　血液媒介病原体の伝播の危険性に基づく医療行為の分類

医療行為は血液媒介病原体の伝播の危険性に基づいて下記の 3 つのカテゴリーに分類される。

- **カテゴリーⅠ**（血液媒介ウイルス伝播の危険性がほとんどない行為）：
  小さな皮膚縫合、直腸診や内診、下部消化管内視鏡検査および行為（S 状結腸鏡検査や大腸内視鏡検査）など
- **カテゴリーⅡ**（血液媒介ウイルス伝播の危険性が理論的にはあるものの、実際には起こりそうにない行為）：
  気管支鏡検査、腹腔鏡検査、胸腔鏡検査、気管内挿管など
- **カテゴリーⅢ**（血液媒介ウイルス伝播の確定的な危険性がある、または「曝露しやすい」として過去に分類された行為）：
  一般外科手術、一般口腔外科手術、心臓胸部外科、脳神経外科手術、産婦人科手術、整形外科手術、移植手術、外傷手術など

（文献 7 より）

Point

血液媒介病原体に感染している医療従事者において、HBV および HCV は10^4GE/mL 未満、HIV は5×10^2GE/mL 未満が維持されていれば、医療行為の制限はない。

HBV および HCV について「10^4GE/mL」が基準値として設定された理由の1つとしては、ウイルス量が10^4GE/mL の医療従事者に一般的な曝露をすると、1ウイルス粒子以下の曝露となることを示したモデル研究があるからです。CDC は HBV については「5×10^3GE/mL」を基準値として設定しています[8)]。

HIV において「5×10^2GE/mL」が基準となったのは、有効な抗 HIV 薬が投与されているにもかかわらず、検出感度以下に HIV が抑えられている感染者のウイルス量が、5×10^2GE/mL に増加することがあるというのが関連しています[7)]。

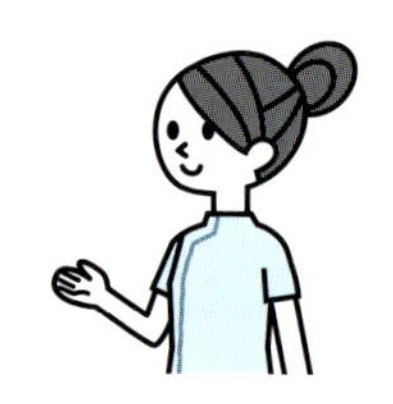

Reference

1) CDC：Updated U.S. Public Health Service：Guidelines for the management of occupational exposures to HBV, HCV, and HIV and Recommendations for postexposure prophylaxis.
http://www.cdc.gov/mmwr/PDF/rr/rr5011.pdf
2) CDC：Occupationally acquired HIV infection among health care workers — United States, 1985–2013.
http://www.cdc.gov/mmwr/preview/mmwrhtml/mm6353a4.htm
3) CDC：Updated U.S. Public Health Service：Guidelines for the management of occupational exposures to HIV and recommendations for postexposure prophylaxis.
https://stacks.cdc.gov/view/cdc/20711
4) De Schryver A, et al：Syphilis and blood transfusion：A global perspective. Transfusion 30(9)：844-847, 1990
5) Owusu-Ofori AK, et al：Transfusion-transmitted syphilis in teaching hospital, Ghana. Emerg Infect Dis 17(11)：2080-2082, 2011
https://www.ncbi.nlm.nih.gov/pmc/articles/PMC3310592/
6) CDC：Sexually Transmitted Diseases (STDs)：Manual of tests for syphilis - selected chapters.
https://www.cdc.gov/std/syphilis/manual-1998/
7) Henderson DK, et al；SHEA：SHEA Guideline for management of healthcare workers who are infected with hepatitis B virus, hepatitis C virus, and/or human immunodeficiency virus. Infect Control Hosp Epidemiol 31(3)：203-232, 2010
8) CDC：Updated CDC Recommendations for the management of hepatitis B virus–infected health-care providers and students.
http://www.cdc.gov/mmwr/pdf/rr/rr6103.pdf
9) Bell DM, et al：Preventing bloodborne pathogen transmission from health-care workers to patients：the CDC perspective. Surg Clin North Am 75(6)：1189-1203, 1995
10) Harpaz R, et al：Transmission of hepatitis B virus to multiple patients from a surgeon without evidence of inadequate infection control. N Engl J Med 334(9)：549-554, 1996
11) Johnston B, et al：Transmission of hepatitis B related to orthopedic surgery [abstract]. Infect Control Hosp Epidemiol 15：352, 1994
12) Public Health Laboratory Service：Hepatitis C transmission from health care worker to patient. Commun Dis Rep CDR Wkly 5：121, 1995
13) Duckworth GJ, et al：Transmission of hepatitis C virus from a surgeon to a patient. The Incident Control Team. Commun Dis Public Health 2(3)：188-192, 1999
14) CDC：Possible transmission of human immunodeficiency virus to a patient during an invasive dental procedure. MMWR 39(29)：489-493, 1990
15) Astagneau P, et al：Lookback investigation of patients potentially exposed to HIV type 1 after a nurse-to-patient transmission. Am J Infect Control 30(4)：242-245, 2002
16) Blanchard A, et al：Molecular evidence for nosocomial transmission of human immunodeficiency virus from a surgeon to one of his patients. J Virol 72(5)：4537-4540, 1998
17) Bosch X：Second case of doctor-to-patient HIV transmission. Lancet Infect Dis 3(5)：261, 2003

おわりに

手術医療を取り巻く環境は大きく変化しています。過去には正しいと思われていたことが、エビデンスの集積によって不適切であることが判明したり、逆に、過去には不適切であると思われていたことが、実は推奨されることであった、ということがあります。このような大きな変化は手術室のみならず、集中治療室や外科病棟にも影響を与えています。

手術患者は「手術室⇒集中治療室⇒外科病棟」というように環境を移動してゆきます。それぞれの環境には特徴があり、そこでの病原体の患者への伝播経路は異なっています。したがって、患者が治療を受けている環境に最も適した感染対策を実施することがとても大切なのです。

手術室では患者は無菌組織を外部に曝露させています。そのため感染に極めて脆弱となっていますが、原因菌は患者の皮膚や腸管などに住み着いている微生物であることがほとんどです。集中治療室では医療従事者の手指が頻繁に患者に触れることから、「手指の高頻度接触表面」や隣接の患者に付着している病原体が原因菌になることが多いのです。もちろん、人工呼吸器や中心静脈カテーテルが用いられていれば、それらから感染することもあります。外科病棟でも医療従事者の手指が患者に触れることは多いのですが、集中治療室ほどの頻度ではありません。しかし、患者が室内や廊下などを歩行し、共通のトイレを利用し、リハビリテーション室にも向かうということがあるため、環境表面からの伝播の機会が格段に増えます。もちろん、同室患者や廊下で会話を交わした他の患者からインフルエンザなどに感染することもあります。このように、手術患者が滞在する区域の特徴を理解することはとても大切であり、それによって最善の感染対策が実施できるのです。

手術室や集中治療室では過去の習慣や申し送りもあって、特異な感染対策が継続されていることがあります。それらは「先輩から教育されたから」「これまで実施していたから」「そういった手順になっているから」ということで実施され、そのまま年月を経過しているのです。これまで実施されてきた感染対策が「本当に有用なのか？　むしろ、有害ではないのか？」といった振り返りは是非とも必要と思います。本書に記載されていることのすべてが各施設でも実施されるべきとは思いません。しかし、現在行っている感染対策を一度振り返るための材料として、本書を利用していただければ幸いです。

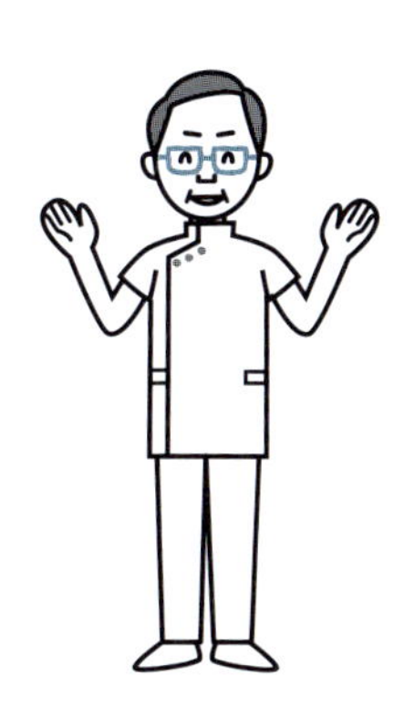

Reference Books

- 矢野邦夫：知っておきたい　クロストリディオイデス・ディフィシル感染対策 Point 20、ヴァン メディカル、東京、2018

- 矢野邦夫：知って・やって・覚えて　医療現場の真菌対策、ヴァン メディカル、東京、2017

- 矢野邦夫：見える！わかる！！　病原体はココにいます。、ヴァン メディカル、東京、2015

- 矢野邦夫：知って防ぐ！耐性菌 2　MDRA・VRE・PRSP・CRE、ヴァン メディカル、東京、2015

- 矢野邦夫：知って防ぐ！耐性菌　ESBL 産生菌・MRSA・MDRP、ヴァン メディカル、東京、2014

- 矢野邦夫：感染制御 INDEX 100の原則、ヴァン メディカル、東京、2011

- 矢野邦夫：感染制御の授業—30日間基本マスター、ヴァン メディカル、東京、2009

- 矢野邦夫：もっともっと　ねころんで読める抗菌薬、メディカ出版、大阪、2015

Index

著者略歴

矢野邦夫　浜松医療センター　副院長 兼 感染症内科長 兼 衛生管理室長

■ 略歴

1981年3月	名古屋大学医学部卒業
1981年4月	名古屋掖済会病院
1987年7月	名古屋第二赤十字病院
1988年7月	名古屋大学　第一内科
1989年12月	米国フレッドハッチンソン癌研究所
1993年4月	浜松医療センター
1996年7月	米国ワシントン州立大学感染症科　エイズ臨床短期留学
	米国エイズトレーニングセンター臨床研修終了
1997年4月	浜松医療センター　感染症内科長（現職）
1997年7月	同上　衛生管理室長（現職）
2008年7月	同上　副院長（現職）

＊医学博士　＊浜松医科大学　臨床教授　＊インフェクションコントロールドクター
＊感染症専門医・指導医　＊抗菌化学療法指導医　＊日本エイズ学会　認定医・指導医
＊血液専門医　＊日本輸血学会認定医　＊日本内科学会認定医
＊日本感染症学会・日本環境感染学会　評議員　＊日本医師会認定産業医

■ 著書

知っておきたい　クロストリディオイデス・ディフィシル感染対策 Point 20（ヴァン メディカル）、知って・やって・覚えて　医療現場の真菌対策（ヴァン メディカル）、見える！わかる！！　病原体はココにいます。（ヴァン メディカル）、知って防ぐ！耐性菌　ESBL 産生菌・MRSA・MDRP（ヴァン メディカル）、知って防ぐ！耐性菌2　MDRA・VRE・PRSP・CRE（ヴァン メディカル）、感染制御 INDEX 100の原則（ヴァン メディカル）、感染制御の授業—30日間基本マスター（ヴァン メディカル）、ねころんで読める CDC ガイドライン（メディカ出版）など多数

手術医療の感染対策がわかる本

—すべての業務をまるごとコーディネート！　　定価（本体2,000円＋税）

2018年11月25日　初版発行

著　者　矢野邦夫
発行者　伊藤秀夫

発行所　株式会社　*ヴァンメディカル*

〒101-0051　東京都千代田区神田神保町2-40-7　友輪ビル
Phone 03-5276-6521　Fax 03-5276-6525
振替　00190-2-170643

印刷・製本　広研印刷株式会社

ISBN978-4-86092-134-7　C3047

乱丁・落丁の場合はおとりかえします。